ARCHIV FÜR TIERERNÄHRUNG

UNTER MITWIRKUNG VON

Prof. Dr. Dr. W. Lenkeit, Göttingen. Prof Dr. K. Nehring, Rostock
Prof. Dr. Dr. Dr. h. c. Dr. h. c. Dr. h. c. A. Scheunert, Potsdam-Rehbrücke
Prof. Dr. Dr. W. Wöhlbier, Stuttgart-Hohenheim

HERAUSGEGEBEN VON

ERNST MANGOLD

Prof. Dr. med. Dr. phil. Dr. med. vet. h. c. Dr. agr. h. c. Dr. agr. h. c.
Direktor em. des Instituts für Tierernährungslehre
der Humboldt-Universität Berlin

4. BAND
Ausgegeben am 1. 12. 1954
HEFT

4

AKADEMIE-VERLAG · BERLIN

ARCH. TIERERNÄHRUNG · 4. BAND NR. 4 · S. 197–264 · BERLIN · 1. DEZEMBER 1954

INHALT

Das Archiv für Tierernährung erscheint zweimonatlich in Heften zu 64 Seiten im Format 17,5 × 25 cm. Der Preis des Heftes beträgt DM 8,50. 6 Hefte werden zu einem Band vereinigt. Der Besteller muß sich zur Abnahme eines Bandes verpflichten. Die Hefte werden jeweils einzeln berechnet. Im Jahre erscheint nicht mehr als 1 Band. Bestellungen werden direkt an den Akademie-Verlag GmbH., Berlin W 8, Mohrenstraße 39 oder über eine wissenschaftliche Buchhandlung erbeten.
Manuskriptsendungen — zugelassen sind die vier Kongreßsprachen — sind an den Herausgeber, Herrn Prof. Dr. Ernst Mangold, Berlin N 4, Invalidenstr. 42, zu richten. Mit der Veröffentlichung geht das alleinige Verlagsrecht an das Archiv für Tierernährung über. Daher müssen Arbeiten, die bereits an anderer Stelle veröffentlicht worden sind, zurückgewiesen werden. Die Verfasser verpflichten sich, Manuskripte, die vom Archiv für Tierernährung angenommen worden sind, nicht an anderer Stelle zu veröffentlichen.
Die Verfasser erhalten von größeren wissenschaftlichen Arbeiten 50 Sonderdrucke unentgeltlich. Den Manuskripten beiliegende Zeichnungen müssen sauber, in zweifacher Größe ausgeführt sein. Wenn sie nicht voll reproduktionsfähig nach den Vorschriften des Normblattes DIN 474 eingereicht werden, ist die Beschriftung nur mit Bleistift einzutragen. Zur Herstellung von Netzätzungen sind nur einwandfreie Photographien brauchbar.
Für alle Literaturzitate sind die Vorschriften des Normblattes DIN 1502 und 1502 Beiblatt I maßgebend. Die Zitate müssen den Verfasser (mit den Anfangsbuchstaben der Vornamen), den vollständigen Titel der Arbeit und die Quelle mit Band, Seitenzahl und Erscheinungsjahr enthalten. Das Literaturverzeichnis soll alphabetisch geordnet sein.

Herausgeber und verantwortlich für den Inhalt: Prof. Dr. med. Dr. phil. Dr. med. vet. h. c. Dr. agr. h. c. Dr. agr. h. c. Ernst Mangold, Berlin N 4, Invalidenstraße 42 (Fernruf 42 96 64). Verlag: Akademie-Verlag GmbH., Berlin W 8, Mohrenstraße 39 (Fernruf: 20 03 86); Postscheckkonto: 350 21. Bestell- und Verlagsnummer dieses Heftes: 1010/IV/4. Das Archiv für Tierernährung erscheint vorläufig jährlich in 1 Band zu 6 Heften. Bezugspreis je Einzelheft DM 8.50, ausschließlich Porto und Verpackung. Satz und Druck: Robert Noske, Borna (Bez. Leipzig). Veröffentlicht unter der Lizenz-Nr. 1213 des Amtes für Literatur und Verlagswesen der Deutschen Demokratischen Republik. Printed in Germany.

Aus dem Institut für Tierernährungslehre der Humboldt-Universität Berlin
(Direktor Prof. Dr. E. MANGOLD)

GERHARD BEHM

Über den Einfluß der Rohfaser im Futter auf die Menge des Darmverlust-Stickstoffs, nach Versuchen an Ratten, Kaninchen und Schweinen

Inhaltsübersicht

A. EINLEITUNG

Bei der Durchführung von Stoffwechselversuchen zur Ermittelung der Verdaulichkeit des in einem Futtermittel enthaltenen Rohproteins nach den Richtlinien des Weender Analysenverfahrens geht man so vor, daß man aus dem Rohprotein durch Multiplikation mit dem Verdauungskoeffizienten das verdauliche Rohprotein berechnet. Seit den älteren Untersuchungen von GROUVEN [8], HENNEBERG und STOHMANN [10], KÜHN, ARONSTEIN u. SCHULZE [16], PFEIFFER [38], MORGEN, BEGER u. WESTHAUSSER [34] u. STEENBOCK, NELSON u. HART [47] an Ochsen, Kälbern, Schweinen und Schafen sowie von PRAUSNITZ [41] und TSUBOI [49] an Hunden besteht Klarheit darüber, daß die so ermittelten Verdaulichkeitswerte zwangsläufig mit einem Fehler behaftet sein müssen, da die genannten Autoren im Kot ihrer Versuchstiere mehr Stickstoff fanden, als im Futter enthalten war. Dem Kot ist demnach eine Stickstoff-Fraktion beigemengt, die nicht aus dem Futter, sondern aus dem Körper selbst herstammt. Dieser Stickstoff ist in der älteren Literatur als Stoffwechselprodukt, Sekretstickstoff oder als Stoffwechsel-N, bezeichnet worden, während MANGOLD [21] für diese leicht zu Mißverständnissen führenden termini technici die Bezeichnung „Darmverlusteiweiß" oder „Darmverluststickstoff" vorschlägt. Da in der vorliegenden Arbeit die im Kot gefundenen Stickstoffmengen nicht auf Eiweiß umgerechnet, sondern in g N ausgedrückt sind, so wird im Folgenden die klare Bezeichnung „Darmverluststickstoff" oder abgekürzt „DVN" beibehalten.

Ausgehend von der Annahme, daß der DVN ausschließlich aus nicht resorbierten N-haltigen Gallenstoffen bestünde, haben zuerst SCHULZE u. MÄRCKER [46], KELLNER [14] und KENNEPOHL [15] die im Kot enthaltenen Gallenstoffe bestimmt, indem sie den Kot mit Alkohol extrahierten und den Stickstoff der alkohollöslichen Gallenstoffe im Extrakt ermittelten. Wenn man davon absieht, daß die Gallenstoffe sicher nur einen kleinen Teil des gesamten DVN repräsentieren, so gibt das angewendete Analysenverfahren, wie SCHULZE u. MÄRCKER [46] selbst bemerken, keinesfalls exakte Werte für die Menge der Gallenstoffe, da außer diesen auch das ebenfalls alkohollösliche Chlorophyll als N-haltiger Kotbestandteil mitbestimmt wird. Nachdem dann KELLNER [14] darauf hingewiesen hatte, daß der DVN nicht nur aus Gallenstoffen, sondern auch aus Schleimstoffen und Darmepithelien gebildet wird, ging STUTZER [48] dazu über, den DVN durch Behandlung des Kotes mit Pepsinlösung, die er aus frischen Mägen herstellte, zu bestimmen. Nach STUTZER sollten die an der Zusammensetzung des DVN beteiligten Substanzen in saurem Magensaft löslich und die unverdaulichen Futterbestandteile in saurem Magensaft unlöslich sein. Die Unrichtigkeit dieser Annahme geht schon aus der physiologischen Überlegung hervor, daß die im Kot enthaltenen und zum DVN zählenden, abgeschilferten Darmepithelien im Pepsin keinesfalls löslich sein können, da der Körper sonst der Selbstverdauung unterliegen würde. Nach der Methode von STUTZER haben andere Forscher, wie z. B. PFEIFFER [38, 40], MORGEN, BEGER und WESTHAUSER [33] sowie FRANKE [7] weitergearbeitet, ohne den bei verschiedenartiger Fütterung tatsächlich anfallenden DVN in voller Höhe genau feststellen zu können. KATAYAMA [13] hat dieses Verfahren dahingehend zu modifizieren und zu vereinfachen versucht, daß er eine Probe des den Tieren verabreichten Versuchfutters der Pepsineinwirkung aussetzte und dabei sowohl den löslichen (verdaulichen) als auch den unlöslichen (unverdaulichen) N-Anteil des Futters ermittelte. Nach Abzug des mit Pepsin unlöslichen Stickstoffs des Futters vom Gesamt-N des Kotes sollte der verbleibende Rest-N den DVN repräsentieren. Eine derartige Arbeitsweise ist zweifellos mit noch mehr Fehlern behaftet als die STUTZER'sche, da einmal im Darm nicht nur Pepsin, sondern noch andere Fermente am Eiweißbau beteiligt sind und da die Behandlung einer Futterprobe außerhalb des Tierkörpers keineswegs ohne weiteres mit dem recht komplizierten Ineinandergreifen der einzelnen Verdauungssäfte im Darm auf gleiche Stufe gestellt werden kann. Außerdem hat die Beschaffenheit des Futters und die Futterzusammensetzung einen nicht unerheblichen Einfluß auf die Menge des DVN. In der Hauptsache ist es der prozentische Anteil der Rohfaser an der Zusammensetzung des Futters, der die DVN-Menge des Kotes beeinflußt, da nach Versuchen von PFEIFFER [39], MORGEN, BEGER und WESTHAUSSER [33, 34, 35], VÖLTZ und Mitarbeiter [50], MITCHELL [32], HEUPKE und BELZ [11] und COLUMBUS [5] der DVN nach Verfütterung rohfaserreichen Materials mengenmäßig zunimmt.

Der zur Bestimmung des DVN einzig gangbare und zu exakten Ergebnissen führende Weg ist der schon von RIEDER [42] und PFEIFFER [38] vorgeschlagene und von MITCHELL [30, 31], SCHIFTAN [44], LINTZEL und MANGOLD [18], MANGOLD und

COLUMBUS [19] und COLUMBUS [5] weiter vervollkommnete. Die genannten Autoren fütterten die Versuchstiere mit einer N-freien Diät und bestimmten im Kot den Stickstoff, der dann nur aus DVN bestehen kann und sich nach unserer heutigen Kenntnis aus nicht resorbierten Resten von Verdauungsfermenten, abgeschilferten Darmepithelien und Darmbakterien zusammensetzt. Dabei läßt sich durch Variabilität einer einzigen Futterkomponente deren Einfluß auf den DVN ermitteln. Der Wert der genauen Kenntnis über die Höhe des DVN bei verschiedenartiger Fütterung liegt insbesondere darin, daß sich in dem Resultat Darmverlust-N und Harn-N der N-Erhaltungsbedarf des Versuchstieres wiederspiegelt. Auch bei der Bestimmung der biologischen Wertigkeit der Eiweißstoffe eines Versuchsmaterials nach dem THOMAS/MITCHELL-Verfahren ist die im N-freien Stoffwechselversuch gefundene DVN-Menge in die Formel mit einzusetzen, da bei Nichtberücksichtigung des DVN die biologische Wertigkeit des betreffenden Eiweißes eine unberechtigte Schmälerung erfährt. Auch bei ein-
betreffenden Eiweißes eine unberechtigte Schmälerung erfährt. Auch bei ein-
fachen N-Bilanzversuchen wird ohne Berücksichtigung des DVN eine scheinbare Ausnutzung des Eiweißes vorgetäuscht, die nach Versuchen von PFEIFFER [39] an Ochsen und MENDEL und FINE [27] an Hunden um 9 bis 14% bzw. 10 bis 12 % unter der wahren Ausnutzung liegt. Diese Zahlen charakterisieren sehr deutlich den Fehler, der bei Stickstoffbilanzversuchen ohne Berücksichtigung des DVN gemacht wird. HEUPKE [17] fordert deshalb eine scharfe Trennung der beiden Begriffe N-Ausnutzung und N-Bilanz, wobei er unter N-Ausnutzung die tatsächliche Resorption des Stickstoffes und unter N-Bilanz die Gegenüberstellung der N-Einfuhr und N-Ausfuhr versteht. Diese Ansicht HEUPKE's ist schon vorher von RIEDER [42], RUBNER [34], CASPARI und STILLING [8], MOELLGAARD [36], VÖLTZ und KIRSCH [51], MANGOLD [21] widerlegt worden, indem diese Autoren mit Recht darauf hinwiesen, daß für die allgemeine Bewertung des Stickstoffes diese Trennung praktisch wertlos sei, da ja auch der DVN einen Verlust für den Körper darstellt, der auf alle Fälle durch die Nahrung ersetzt werden muß. Für die weiter oben angeführten speziellen Fragen des Eiweißstoffwechsels ist jedoch zur Erzielung wissenschaftlich exakter Ergebnisse die genaue Kenntnis der Menge DVN eine unerläßliche Voraussetzung.

Aus solchen Erwägungen ergab sich die auf Grund seiner eigenen Arbeiten von COLUMBUS [5] gegebene Anregung und Aufgabe, die Frage nach dem Einfluß der Futterrohfaser auf den DVN durch systematische Versuche an verschiedenen Tierarten einer Klärung nahe zu bringen.

B. METHODIK

Für die Durchführung der vorliegenden Untersuchungen wurden insgesamt 28 Albinoratten, 6 Kaninchen und 2 Schweine verwendet.

Die *Ratten* wurden in bequem und leicht zu handhabenden Stoffwechselkäfigen gehalten, die im hiesigen Institut von COLUMBUS [6] entwickelt worden sind. Für jeden Versuch wurden 6 Tiere oder eine Batterie benutzt, sodaß für eine ununterbrochen fortlaufende Versuchstätigkeit mit wenigstens einmaliger Ablösung, die für die Erholung der einzelnen Tiere notwendig ist, 12 Ratten herangezogen werden mußten. Im ganzen aber wurden 28 Tiere verwendet, weil die Ratten nach Ablauf einiger N-freier Versuche versuchsträge werden und dann von dem gereichten Futter nur noch wenig oder gar nichts mehr aufnehmen, und daher zweckmäßig durch andere freßlustige ersetzt werden. Von dem vor Versuchsbeginn für sämtliche Versuchstiere genau eingewogenen Futter erhielten die Tiere um 10 Uhr und um 16 Uhr jeweils die Hälfte. Das N-freie Futter wurde, bezogen auf Trockensubstanz, aus 8 % Zucker, 7 % Speiseöl, 4 % eines Mineralstoffgemisches und variierenden Mengen Kartoffelstärke und Rohfaser, letztere in Form von reiner Zellulose (gemahlenes Filtrierpapier) oder Sägemehl, zubereitet. Nach gründlichem Durchmischen wurde das jetzt etwas angefeuchtete Futter zur Verkleisterung der Stärke im Autoklaven behandelt und danach im Vakuumtrockenschrank bei 40° C getrocknet und fein gemahlen.

Für die Abgrenzung des vom Versuchsfutter herstammenden Kotes von dem des vorherigen Futters wurde in jedem Versuch die erste Versuchsmahlzeit mit einem Indikator versetzt. Während MITCHELL[32] und SCHNEIDER[45] zu dem gleichen Zweck Eisen- oder Chromoxyd verwendeten, nahm ich für meine Untersuchungen ein nach der im hiesigen Institut von LENKEIT und HABECK[17] ausgearbeiteten Methode mit Fuchsin-Diamant gefärbtes Gerstenschrot, von dem der ersten Versuchsmahlzeit einer jeden Ratte 2 g zugesetzt wurden. Die zweitägige Hauptversuchsperiode, in der der Kot für die Analysen gesammelt wurde, begann jedesmal erst dann, wenn sämtliche Fuchsin-Diamantspuren restlos wieder durch den Darm ausgeschieden waren. Der Kot wurde bei 65° C getrocknet, gewogen und nach der Kjeldahl-Methode analysiert.

Für die Versuche an *Kaninchen* dienten Tiere verschiedener Rassen, und zwar 3 Klein-Chinchilla, eines der Hellsilberrasse und 2 Kreuzungstiere. Die Kaninchen wurden in den im Institut üblichen Stoffwechselkäfigen einzeln gehalten. Die Tiere befinden sich darin auf einem weitmaschigen Drahtnetz, durch das der anfallende Kot auf ein darunter befindliches engmaschiges Sieb fällt. Der Harn läuft über einen trichterförmigen Metallboden in eine untergestellte Flasche. Das Futter wurde in ähnlicher Weise wie das Rattenfutter zubereitet. Zu dem Stärke- und Rohfasergemisch wurden 8 % Zucker und 3 % Mineralstoffe hinzugegeben und dann weiterhin ebenso verfahren wie in der oben für die Ratten beschriebenen Weise. Die Fütterung erfolgte wie bei den Ratten zweimal am Tage. Die Futteraufnahme war in den meisten Ratten- und Kaninchenversuchen nach kurzer Gewöhnungszeit an das N-freie Futter als gut zu bezeichnen. Von einer Markierung des ersten Versuchsfutters wurde bei den Kaninchenversuchen abgesehen, da durch die physiologischen Besonderheiten des Kaninchens (langsame, unvollständige Entleerung des Magens und des langen Blinddarmes) die Durchgangszeit sämtlicher Reste des Futters durch den Magen-Darmkanal eine zu lange Zeit in Anspruch nimmt — man kann bei rohfaserarmer Nahrung nach MANGOLD, COLUMBUS und HOCK[20] und ABGAROWICZ[1] mit 6 bzw. bis zu 10 Tagen rechnen —, andererseits ist gerade das Kaninchen nach eigenen Erfahrungen besonders empfindlich gegen N-freie Kost, sofern diese länger als 7 bis 8 Tage verabreicht wird. Aus diesem Grunde wurde in den vorliegenden Versuchen die Vorfütterungszeit immer auf 5 und die Hauptversuchszeit auf 2 Tage bemessen. Der Kot wurde wie bei den Rattenversuchen bei 65° C getrocknet, gewogen und auf Stickstoff analysiert.

Der Beginn der Versuche an *Schweinen* war mit Schwierigkeiten verbunden, da mehrere zuerst eingestellte Tiere teils an akuten Erkrankungen eingingen, teils infolge innerer Verletzungen notgeschlachtet wurden, so daß die Versuche dann erst mit 2 durch die dankenswerte Vermittlung von Herrn Professor Dr. STAHL aus dem Universitätsversuchsgut Groß-Kreutz beschafften Schweinen einer Kreuzung aus veredeltem Landschwein und Edelschwein anlaufen konnten. Die Schweine wurden während der Versuche in den bekannten zementierten Stoffwechselboxen gehalten. Während der Zeit zwischen den einzelnen Versuchen befanden sich die Tiere zur Erlangung einer gesunden und freßlustigen Kondition bei einem guten Normalfutter (Kartoffeln, Gerstenschrot, Fischmehl) im Freien in einem eigens zu diesem Zweck bestimmten Auslauf. Das Versuchsfutter wurde in der schon beschriebenen Weise aus wechselnden Mengen Kartoffelstärke und Rohfaser, ferner 8 % Zucker und 3 % Mineralstoffen zubereitet. Nach gutem Durchmischen der Futterbestandteile im Futtertrog wurde es zum Aufquellen der Stärke mit einer genau ausgemessenen und dem Trockensubstanzgehalt des Futters angepaßten Menge kochenden Wassers übergossen und gut durchgerührt.. Nach Erkalten der jetzt kompakten Masse wurden daraus zur Vermeidung größerer Verstreuungsverluste mit einem Spatel kleine Würfel geschnitten, zu denen dann noch zur Deckung des Vitamin-A- und Vitamin-D-Bedarfes zwei Eßlöffel Lebertran gegeben wurden. Die Fütterung erfolgte 2mal am Tag, und zwar um 8 Uhr und um 16 Uhr. Vor Verabreichung der ersten Futterportion am ersten Vorfütterungstag bekam jedes der Tiere zur quantitativen Ermittelung der Durchgangszeit in Abhängigkeit vom Rohfasergehalt des Futters eine genau abgezählte Menge von, nach einer besonderen, von COLUMBUS[4] beschriebenen Methode, mit Fuchsin-Diamant gefärbten kleinen Roggenstrohteilchen. Das Futter war immer in kurzer Zeit restlos verzehrt und reichte durchaus zur Sättigung der Tiere. Nach Erscheinen der letzten, während der gesamten Dauer des Vorversuches ausgezählten Strohteilchen wurde in den darauf folgenden zwei Hauptversuchstagen der Kot gesammelt und nach Trocknung bei 65° C zur Stickstoffanalyse verarbeitet.

C. DIE VERSUCHE UND IHRE ERGEBNISSE

1. Versuche an Ratten

Die omnivore Ratte bevorzugt bei der freien Auswahl ihrer vegetabilischen Kost ein Futter mit relativ niedrigem Rohfasergehalt, der wohl selten einmal 20% übersteigt. Da es sich aber beim Studium der physiologischen Vorgänge des Tierkörpers im Experiment immer lohnt, den Tieren möglichst naturgemäße Haltungs- und Fütterungsbedingungen zu verschaffen, so bin ich, um trotz der N-freien Fütterung nicht all zu sehr vom Normalen abzuweichen, auch bei der Futterzusammenstellung nicht über einen Rohfasergehalt von 20% in der Futter-Trockensubstanz hinausgegangen, was auch sicher ohne praktischen Belang gewesen wäre. Der Rohfasergehalt variiert also bei meinen in der Folge beschriebenen Versuche zwischen 0 und 20% der Futtertrockensubstanz.

Im ersten Versuch wurde aus den schon im methodischen Teil erwähnten Futterbestandteilen ein vollkommen rohfaserfreies Futter hergestellt, das von den Tieren gern und in der gereichten Menge restlos verzehrt wurde. Der Kot fiel infolge der hohen Verdaulichkeit des Futters in zwar nur kleinen, aber täglich gleich großen Mengen an. Die Ergebnisse des Versuches sind in Tab. 1 wiedergegeben. Wenn man von den individuellen Unterschieden der Menge an DVN absieht und die Tagesmittel beider Tage miteinander vergleicht, so kann man gut übereinstimmende Werte feststellen.

Tabelle 1. *Versuche ohne Rohfaserzusatz*

Nr.	Gewicht g	Futter-Tr.-Subst. g		DVN im Tageskot g		DVN/100 g Fu.-Tr.-S.	
		1. Tag	2. Tag	1. Tag	2. Tag	1. Tag	2. Tag
1	160,80	13,53	13,52	0,03312	0,04620	0,2448	0,3417
2	217,07	13,53	13,52	0,02646	0,04686	0,1955	0,3466
3	147,21	13,53	13,52	0,03619	0,04760	0,2674	0,3520
4	204,43	13,53	13,52	0,04214	0,03461	0,3114	0,2560
5	220,95	13,53	13,52	0,03939	0,03531	0,2911	0,2612
6	211,99	13,53	13,52	0,03819	0,03258	0,2822	0,2410
			Mittel:	0,03591	0,04052	0,2654	0,2998
				0,03821		0,2826	

Auch ein Vergleich mit den Zahlen, die MITCHELL [32] bei rohfaserfreier Fütterung mit Ratten gefunden hat, zeigt eine gute Übereinstimmung mit meinen Ergebnissen. MITCHELL gibt als Tagesmittel der Menge DVN in einem Versuch mit 6 Ratten 0,2416 g N auf 100 g verzehrte Futtertrockensubstanz an, in einem anderen Versuch ein solches von 0,2623 g N, was einem Gesamtmittel von 0,2520 g N entspricht und sehr gut mit dem in Tab. 1 von 0,2826 g N übereinstimmt. Allerdings hat MITCHELL für seine Versuche kein N-freies Futter verwendet, sondern hat dem Futter ein fettfreies Eipulver beigefügt, dessen Eiweißgehalt nach Versuchen von MITCHELL u. CARMAN [28] von Ratten zu 100% verdaut wird und auch nach Angabe der genannten Forscher keinen steigernden Einfluß auf die Menge an DVN ausübt, mithin also keinen Versuchsfehler bedingt.

a) Versuche mit Zellulose

Der zweite Versuch (Tab. 2) wurde mit einem Futter angesetzt, das in seiner Trockensubstanz 1% Zellulose enthielt. Die verzehrte Futtermenge war nahezu die gleiche wie im ersten Versuch, dagegen stieg die je Tier und Tag anfallende Kotmenge von durchschnittlich 1,18 g im ersten Versuch auf durchschnittlich 1,38 g an, was auf die Zulage der unverdaulichen Zellulose zurückzuführen ist. Mit der Steigerung der Kotmenge geht auch eine Erhöhung der absoluten Menge an DVN einher, während der DVN, bezogen auf 100 g verzehrte Trockensubstanz, auf dem gleichen Niveau bleibt.

Tabelle 2. *Versuche mit 1% Zellulose*

Nr.	Gewicht g	Futter-Tr.-Subst. g		DVN im Tageskot g		DVN/100 g Fu.-Tr.-S.	
		1. Tag	2. Tag	1. Tag	2. Tag	1. Tag	2. Tag
1	217,92	13,98	14,03	0,03769	0,05267	0,2696	0,3755
2	179,94	13,98	14,03	0,03181	0,03202	0,2276	0,2283
3	193,45	13,98	14,03	0,03972	0,03675	0,2842	0,2619
4	183,54	13,98	14,03	0,04641	0,03493	0,3320	0,2490
5	151,77	13,98	14,03	0,03846	0,03426	0,2751	0,2442
6	177,96	13,98	14,03	0,04378	0,04343	0,3132	0,3096
			Mittel:	0,03965	0,03901	0,2836	0,2781
				0,03933		0,2809	

Auch bei einem Futter mit 5% Zellulose bleibt der DVN, wie aus Tab. 3 hervorgeht, auf der gleichen Höhe. ZIMMERMANN [53] fand bei Versuchen an Ratten mit N-freier Kost und einem Zellulosegehalt von 5% nur knapp die Hälfte, und zwar im Mittel 0,1100 g N und 0,1010 g N auf 100 g Futtertrockensubstanz. ZIMMERMANN führt diese auch nach Vergleich mit Angaben von SCHNEIDER [45], HAYWARD, STEENBOCK u. BOHSTEDT [9] und BRICKER u. MITCHELL [2] niedrigen Ergebnisse darauf zurück, daß die von ihm verwendete N-freie Diät sehr ölreich war (30,63%). Die Richtigkeit dieser Annahme ist von MITCHELL [32] nachgewiesen worden, der in seinen N-freien Versuchen nach Erhöhung des Fettanteiles niedrige DVN-Mengen fand.

Tabelle 3. *Versuche mit 5% Zellulose*

Nr.	Gewicht g	Futter-Tr.-Subst. g		DVN im Tageskot g		DVN/100 g Fu.-Tr.-S.	
		1. Tag	2. Tag	1. Tag	2. Tag	1. Tag	2. Tag
1	243,30	14,53	14,47	0,04508	0.04410	0,3102	0,3048
2	196,50	14,53	14,47	0,04028	0,03920	0.2772	0,2709
3	222,53	14,53	14,47	0,05267	0,05050	0,3625	0,3490
4	204,55	14,53	14,47	0,03482	0,04956	0,2396	0 3424
5	161,55	14,53	14,47	0,03237	0,03122	0,2228	0,2158
6	201,22	14,53	14,47	0,03745	0,03272	0,2577	0,2262
			Mittel:	0,04045	0,04121	0,2783	0,2849
				0,04083		0,2816	

Im vierten Versuch ging ich mit der Zellulosegabe bis an die obere Grenze des Prozentgehaltes der Zellulose heran, um eine evtl. dadurch mögliche DVN-Steigerung signifikant zu machen. Das Futter enthielt also in seiner Trockensubstanz 20% Zellulose (Tab. 4).

Bei einem derart hohen Prozentsatz verkürzt sich die Durchgangszeit des Futters durch den Magen-Darmkanal auf 2 Tage, so daß also durch die schnel-

Tabelle 4. *Versuche mit 20% Zellulose*

Nr.	Gewicht g	Futter-Tr.-Subst. g		DVN im Tageskot g		DVN/100 g Fu.-Tr.-S.	
		1. Tag	2. Tag	1. Tag	2. Tag	1. Tag	2. Tag
1	220,10	18,05	17,94	0,03664	0,03437	0,2030	0,1916
2	214,60	18,05	17,94	0,04007	0,04025	0,2220	0,2244
3	207,88	18,05	17,94	0,03930	0,04032	0,2178	0,2247
4	220,93	18,05	17,94	0,03622	0,04868	0,2007	0,2714
5	220,43	18,05	17,94	0,03860	0,04882	0,2139	0,2722
6	187,15	18,05	17,94	0,03797	0,04210	0,2104	0,2347
			Mittel:	0,03814	0,04243	0,2113	0,2365
				0,04029		0,2239	

lere und regelmäßigere Kotabsonderung auch die Möglichkeit einer erhöhten Futteraufnahme gegeben ist. Die Tiere verzehrten daher je Tag ca. 4 g Futter mehr, was allerdings zum Teil auch wohl auf ihr nun etwas höheres Gewicht zurückgeführt werden kann.

Überraschenderweise sinkt aber die Menge des DVN, berechnet auf 100 g verzehrte Trockensubstanz, auf 0,22 g, während die absolute Stickstoffmenge nur wenig ansteigt. Hier liegt die Vermutung nahe, daß der Kot infolge seiner porösen und weichen Beschaffenheit eine nur mäßig abschilfernde Wirkung auf die Schleimhaut des Darmes ausübte. In den ersten beiden Veersuchen mit den niedrigen Zelluloseprozenten (Tab. 2 u. 3) waren die Kotkugeln ungleichmäßig geformt, wesentlich kleiner, kantiger und weitaus härter. Bei Wiederholungen der Versuche mit 1% und 20% Zellulose konnte ich feststellen, daß nach Einweichen des Kotes in Wasser die beiden Kotarten eine in ihrer Menge verschieden starke Hautschicht besaßen, die sich im wesentlichen aus N-haltigen Schleimstoffen des Darmes zusammensetzen dürfte, was KELLNER [14] für Schafkot bereits nachgewiesen hat, indem er die äußere, schwarze Schicht, die sich bei trockenen Kotballen zusammenrollt und dann abspringt, N-reicher fand als den übrigen Kot. Die von VÖLTZ [51] ausgesprochene Ansicht, daß bei Vorhandensein von Rohfaser in einer Futtermischung diese gewisse Mengen von Sekreten aufsaugt und dann einer späteren Resorption entzieht, steht im Widerspruch zu meinen mit Zellulose als Rohfaser gefundenen Ergebnissen, wenn man den DVN auf 100 g veerzehrte Trockensubstanz berechnet. Auch ein Vergleich der absoluten Menge an DVN je Tag in den verschiedenen Versuchen läßt nicht die Richtigkeit der VÖLTZ'schen Annahme erkennen. Die absolute Menge DVN steigt zwar bei steigender Zelluloseverfütterung, jedoch dürfte diese Steigerung auf die vermehrte Kotmenge zurückzuführen sein.

Auch die in Tab. 5 dargestellten Ergebnisse der Versuche mit 2% Zellulose zeigen im Vergleich mit Tab. 1 deutlich, daß sich die Absorptionsfähigkeit der Zellulose gegenüber den Verdauungssekreten nicht in einer Erhöhung des DVN bemerkbar macht.

Vielmehr zeigt sich hier wieder, daß durch den infolge geringen Zellulosezusatzes harten und festen Kot die DVN-Menge ansteigt. Offenbar wirkt also

Tabelle 5. *Versuche mit 2% Zellulose*

Nr.	Gewicht g	Futter-Tr.-Subst. g		DVN im Tageskot g		DVN/100 g Fu.-Tr.-S.	
		1. Tag	2. Tag	1. Tag	2. Tag	1. Tag	2. Tag
1	188,30	14,26	14,26	0,03552	0,03570	0,2491	0,2504
2	242,05	14,26	14,26	0,04217	0,04235	0,2958	0,2970
3	150,90	14,26	14,26	0,04081	0,02782	0,2862	0,1951
4	231,50	14,26	14,26	0,04732	0,03815	0,3318	0,2675
5	246,00	14,26	14,26	0,04333	—	0,3039	—
6	243,60	14,26	14,26	0,03927	0,05110	0,2754	0,3583
			Mittel:	0,04141	0,03902	0,2904	0,2737
				0,04022		0,2821	

die Rohfaser in Form von Zellulose nicht, wie vermutet wurde und wie COLUMBUS[8] auch annimmt, erhöhend auf den DVN.

b) Versuche mit Sägemehl

Da eine Beziehung zwischen der Menge DVN und dem prozentischen Gehalt des Futters an Zellulose nicht nachzuweisen war, habe ich nach einer Möglichkeit gesucht, dem Futter der Ratten andere Rohfaserstoffe zuzusetzen. Dabei muß berücksichtigt werden, daß die organischen Nährstoffe des zu verwendenden, die Rohfaser enthaltenden Futterstoffes vollkommen unverdaulich sein müssen, da bei Nichterfüllung dieser Voraussetzung der Rohproteingehalt des die Rohfaser enthaltenden Futterstoffes zwangsläufig einen Versuchsfehler hervorruft. Besonders gut schien mir dafür das Sägemehl geeignet zu sein, da es selbst beim herbivoren Kaninchen nach Versuchen von MANGOLD u. Mitarb.[20] praktisch unverdaulich ist. Die Verfütterung des sägemehlhaltigen Futters stieß bei den Ratten zunächst auf Schwierigkeiten, da sie die Aufnahme verweigerten. Ich führte das auf den unangenehmen Geruch des Futters zurück, der durch das Sägemehl verursacht war, das von Coniferenhölzern stammte. Nach Extraktion mit Äther im Soxlethapparat war das Sägemehl geruchlos geworden und wurde dann auch von den Tieren gern aufgenommen.

MORGEN u. Mitarb.[33, 35] weisen darauf hin, daß das Rauhfutter einer Futtermischung einen Reiz auf den Verdauungsapparat ausübt, und diesen um so mehr zur Absonderung größerer Mengen DVN veranlaßt, je härter das Rauhfutter ist. Nach dieser Meinung müßte also das Sägemehl eine Erhöhung des DVN bewirken. Ich habe diese Frage untersucht, indem ich an 5 Ratten drei Versuche mit 10%, 15% und 20% Sägemehl in der Futtertrockensubstanz angestellt habe. Bei der Berechnung des DVN wurde der Stickstoff des verfütterten Sägemehls vom Stickstoff des Kotes abgezogen, um durch die Nichtberücksichtigung des vollkommen unverdaulichen Sägemehlproteins keinen Fehler zu begehen. Ein Vergleich der Tabellen 6, 7 und 8 zeigt deutlich den steigernden Einfluß des Sägemehls auf den DVN. Im Versuch mit 20% Sägemehl wurden 0,36 g DVN auf 100 g verzehrte Trockensubstanz erreicht, ein Wert, der mit Zellulose nicht zu erzielen war. Dies Ergebnis muß zweifellos der kratzenden Wirkung des gegenüber der Zellulose so viel härteren Sägemehls zugeschrieben werden.

Tabelle 6. *Versuche mit 10% Sägemehl*

Nr.	Gewicht g	Futter-Tr.-Subst. g		DVN im Tageskot g		DVN/100 g Fu.-Tr.-S.	
		1. Tag	2. Tag	1. Tag	2. Tag	1. Tag	2. Tag
1	150,85	15,73	14,81	0,04644	0,04655	0,2952	0,3143
2	146,00	11,23	15,24	0,03210	0,03285	0,2858	0,2155
3	182,15	14,07	13,69	0,04383	0,03268	0,3115	0,2387
4	160,20	14.27	11,65	0,05606	0,03292	0,3929	0,2826
5	172,40	19,22	17,88	0,04953	0,03009	0,2577	0,1683
			Mittel:	0,04559	0,03502	0,3086	0,2439
				0,04031		0,2763	

Tabelle 7. *Versuche mit 15% Sägemehl*

Nr.	Gewicht g	Futter-Tr.-Subst. g		DVN im Tageskot g		DVN/100 g Fu.-Tr.-S.	
		1. Tag	2. Tag	1. Tag	2. Tag	1. Tag	2. Tag
1	211,60	19,03	18,34	0,05350	0,04733	0,2811	0,2580
2*)	—	—	—	—	—	—	—
3	260,00	14,98	14,45	0,04208	0,04497	0,2809	0,3112
4	205,10	14,45	14,63	0,04584	0,04693	0,3172	0,3208
5	239,70	20,45	17,46	0,05920	0,04958	0,2895	0,2840
			Mittel:	0,05016	0,04720	0,2922	0,2935
				0,04868		0,2928	

*) Das Tier Nr. 2 mußte wegen Futterversagens aus dem Versuch ausscheiden.

Tabelle 8. *Versuche mit 20% Sägemehl*

Nr.	Gewicht g	Futter-Tr.-Subst. g		DVN im Tageskot g		DVN/100 g Fu.-Tr.-S.	
		1. Tag	2. Tag	1. Tag	2. Tag	1. Tag	2. Tag
1	264,80	17,54	16,43	0,05676	0,06070	0,3236	0,3694
2*)	—	—	—	—	—	—	—
3	262,00	15,17	12,50	0,06204	0,04202	0,4089	0,3362
4	257,90	12,70	10,67	0.05405	0,04245	0,4256	0,3979
5	301,90	17,77	14,69	0,05365	0,04116	0,3019	0,2801
			Mittel:	0,05662	0,04658	0,3650	0,3459
				0,05160		0,3555	

*) Das Tier Nr. 2 mußte wegen Futterversagens aus dem Versuch ausscheiden.

Auch der Kot war, ähnlich wie in den Versuchen mit niedrigen Zellulosebeigaben, härter und trockener als der, welcher von solchem Futter herstammt, das mit gleich hohen Prozentgehalten an Zellulose zubereitet war, also mit 10%, 15% und 20%. Man geht sicher nicht fehl in der bereits von MORGEN [33, 35] ausgesprochenen Annahme, daß harte Rohfaserbestandteile den DVN erhöhen, und zwar nach meinen Untersuchungen sowohl absolut als auch auf 100 g verzehrte Futtertrockensubstanz.

Um die Gültigkeit meiner oben schon geäußerten Ansicht, daß nicht nur die Rohfaser, sondern auch die Konsistenz des Kotes maßgeblich an der Absonderung von DVN beteiligt ist, auch für das Sägemehl zu überprüfen, habe ich einen Versuch mit 5% Sägemehl durchgeführt.

Tabelle 9. *Versuche mit 5% Sägemehl*

Nr.	Gewicht g	Futter-Tr.-Subst. g		DVN im Tageskot g		DVN/100 g Fu.-Tr.-S.	
		1. Tag	2. Tag	1. Tag	2. Tag	1. Tag	2. Tag
1	141,95	8,76	6,41	0,03570	0,02790	0.4076	0,4352
2	134,00	9,07	6,60	0,02431	0,01658	0,2680	0,2513
3	171,00	10,11	7,50	0,03940	0,03938	0,3898	0,5251
4	148 85	7,51	6,14	0,03623	0,02553	0,4825	0,4159
5	161,25	8,46	6,01	0,02295	0,01189	0,2712	0,1979
		Mittel:		0,03172	0,02426	0,3638	0,3651
				0,02799		0,3645	

Aus der Tab. 9 ist zu ersehen, daß jene Vermutung auch für das Sägemehl zutrifft. Das Ergebnis deckt sich fast genau mit dem der Tabelle 8. Diese Übereinstimmung kann nicht allein der abschilfernden Wirkung der Rohfaser zugeschrieben werden, da der prozentische Anteil des Sägemehls beider Versuche verschieden hoch ist. Hier muß auch ein Einfluß der Kotbeschaffenheit mitgewirkt haben, indem der Kot der Versuche mit 5% Sägemehl gegenüber dem der Versuche mit 20% Sägemehl durch größere Härte und Kantigkeit ausgezeichnet ist und daher genau soviel DVN erzeugt wie jener.

Tabelle 10. *Versuche mit 15% Zellulose und 5% Sägemehl*

Nr.	Gewicht g	Futter-Tr.-Subst. g		DVN im Tageskot g		DVN/100 g Fu.-Tr.-S.	
		1. Tag	2. Tag	1. Tag	2. Tag	1. Tag	2. Tag
1	301,25	17,89	17,44	0,04743	0,03835	0,2651	0,2199
2	274,92	14,74	14,57	0,04867	0,04759	0,3302	0,3266
3	275,55	15,42	18,34	0,05090	0,05359	0,3301	0,2922
4	297,93	17,93	15,24	0,04952	0,04817	0,2762	0,3161
5	296,00	15,08	13,39	0,04654	0,03404	0,3086	0,2542
		Mittel:		0,04861	0,04435	0,3020	0,2818
				0,04648		0,2919	

Die Versuche der Tab. 10 veranschaulichen das Bild noch weiter. In diesen Versuchen habe ich zur endgültigen Bestätigung der bisherigen Ergebnisse ein Futter zubereitet, das sowohl Zellulose als auch Sägemehl als Rohfaserzusatz enthielt, und zwar 15% Zellulose und 5% Sägemehl. Wenn man davon ausgeht, daß die Zellulose nach den vorher dargestellten Versuchsergebnissen überhaupt keinen Einfluß auf die Absonderung des DVN ausübt, so müßten die Ergebnisse der Tabellen 9 und 10 übereinstimmen, da ja beide von einem Futter herstammen, das 5% Sägemehl enthielt. Ein Vergleich der Ergebnisse beider Versuche zeigt aber, daß die absolute Menge DVN durch vermehrten Kotanfall im Versuch 10 ansteigt, während die auf 100 g Futtertrockensubstanz gefundenen DVN-Zahlen absinken. Hier muß also die Zellulose für eine weichere Konsistenz des Kotes gesorgt haben, wodurch dieser dann in seiner abschilfernden Wirkung gemäßigt wird.

2. Versuche an Kaninchen

Die Durchführung von Versuchen an Kaninchen mit N-freier Diät ist mit zum Teil recht erheblichen Schwierigkeiten verbunden, weil das Kaninchen nach eigenen Beobachtungen durchaus in der Lage ist, während 2 oder mitunter auch während 3 Tagen überhaupt nicht zu defäzieren, um dann plötzlich größere Kotportionen an einem Tage abzusetzen. So habe ich deshalb eine ganze Reihe von Versuchen abbrechen und nach Auswertung im Vergleich zu anderen feststellen müssen, daß ihre Ergebnisse sehr weit von den Mittelwerten anderer abwichen und für diese Arbeit untauglich waren.

MANGOLD [26] weist darauf hin, daß man bei Kaninchenversuchen zur Erzielung gut brauchbarer Versuchsergebnisse den Hauptversuchsabschnitt mindestens 10 Tage lang andauern lassen muß, während nach WÖHLBIER [52] die Hauptperiode bei großen Schwankungen der täglichen Kotmenge von 10 Tagen auf 20 Tage verlängert werden soll. Eine derart lange Versuchszeit wird jedoch, wie im Abschnitt B dieser Arbeit bereits betont wurde, von den Kaninchen bei N-freien Stoffwechselversuchen nicht vertragen. Aus diesem Grunde mußte die Hauptperiode wie bei den Versuchen an Ratten auf 2 Tage begrenzt werden. Im folgenden werden nur die Versuche angeführt, bei denen an jedem der 2 Hauptversuchstage Kot anfiel, und bei denen der Futterverzehr mindestens 25,00 g/Tag betrug.

Das Futter wurde in der gleichen Weise vorbehandelt wie das für die Rattenversuche verwendete mit dem einen Unterschied, daß es den Kaninchen nicht in fein gemahlener Form, sondern grob geschroten vorgesetzt wurde. Die Korngröße des Futters entspricht etwa der einer grob geschrotenen Gerste, und wird bei Trockenfutter von Kaninchen gegenüber der feingemahlenen Form bevorzugt. Im allgemeinen war die Futteraufnahme zufriedenstellend und, wie aus den Tabellen ersichtlich, ganz besonders gut bei erhöhter Sägemehlzulage. Der Rohfasergehalt des Futters schwankte, dem natürlichen Futter der Kaninchen weitgehend angepaßt, zwischen 10% (Grünfutter im Sommer) und 60% (Rindenfraß im Winter) in der Trockensubstanz.

In der ersten Versuchsreihe enthielt das Futter 10% Zellulose ohne Sägemehlzusatz, was zur Folge hatte, daß der Futterverzehr besonders bei Nr. 01 an beiden Tagen und Nr. 02 am ersten Tag nur gering war. Zum Zwecke einer möglichst hohen Futteraufnahme erwies es sich als unbedingt notwendig, neben der Zellulose auch Sägemehl zu verwenden, zumal nach MANGOLD u. Mitarbeitern [20] Stoffe wie Sägemehl zur naturgemäßen Ernährung der Kaninchen gehören.

Tabelle 11. *Versuche mit 10% Zellulose*

Nr.	Gewicht g	Futter-Tr.-Subst. g		DVN im Tageskot g		DVN/100 g Fu.-Tr.-S.	
		1. Tag	2. Tag	1. Tag	2. Tag	1. Tag	2. Tag
01	4420	27,67	8,85	0,03217	0,02898	0,1162	0,3275
02	3529	37,53	52,92	0,04680	0,07186	0,1247	0,1736
03	4022	52,74	51,32	0,08363	0,02730	0,1586	0,0532
			Mittel:	0,05420	0,04271	0,1332	0,1848
				0,04846		0,1590	

Die Ergebnisse des ersten Versuches (Tab. 11) sind im Vergleich mit den Ergebnissen der Rattenversuche, wo mit 5% Zellulose (Tab. 3) in der Futtertrockensubstanz 0,2816 g DVN erzielt wurden, als sehr niedrig zu bezeichnen und nähern sich den von ZIMMERMANN[50] mit 0,1055 g DVN angegebenen Werten. Aus einer mehrmaligen Wiederholung ähnlich niedriger Zahlen für den DVN bei höherem Rohfaserzusatz könnte man sicher den Schluß ziehen, daß das Kaninchen als herbivores Tier mit seinem Verdauungstrakt weitgehend auf eine verhältnismäßig rohfaserreiche Kost eingestellt und dadurch vor höherem N-Verlust aus dem Darm geschützt ist. Aber schon die Ergebnisse des zweiten Versuches lassen deutlich erkennen, daß von einer derartigen Anpassung des tierischen Organismus an das Futter nicht die Rede sein kann.

Tabelle 12. *Versuche mit 8% Zellulose nud 17% Sägemehl*

Nr.	Gewicht g	Futter-Tr.-Subst. g		DVN im Tageskot g		DVN/100 g Fu.-Tr.-S.	
		1. Tag	2. Tag	1. Tag	2. Tag	1. Tag	2. Tag
04	2587	43,54	42,99	0,02271	0,18819	0,0521	0,4378
05	2285	38,84	38,30	0,18917	0,01920	0,4871	0,0501
06	2844	68,96	68,41	0,09562	0,24080	0,1206	0,3340
			Mittel:	0,10250	0,14939	0,2199	0,2740
				0,12594		0,2470	

Tabelle 13. *Versuche mit 20% Zellulose und 10% Sägemehl*

Nr.	Gewicht g	Futter-Tr.-Subst. g		DVN im Tageskot g		DVN/100 g Fu.-Tr.-S.	
		1. Tag	2. Tag	1. Tag	2. Tag	1. Tag	2. Tag
01	2850	73,88	64,90	0,11971	0,18431	0,1620	0,2880
02	2602	68,24	58,80	0,25263	0,13117	0,3702	0,2231
03	2721	75,06	74,30	0,16153	0,20216	0,2153	0,2721
			Mittel:	0,17796	0,17255	0,2492	0,2611
				0,17526		0,2552	

In einer weiteren Versuchsreihe (Tab. 12) änderten sich die Werte recht beträchtlich, der DVN stieg von 0,1590 g im vorherigen Versuch auf 0,2470 g an. Die großen Schwankungen zwischen den Zahlen beider Tage sind wohl auf den sehr ungleichmäßigen Kotanfall zurückzuführen. Von Nr. 04 fielen am 1. Tag 1,77 g und am 2. Tag 8,80 g Kot an, von Nr. 05 wurden am 1. Tag 11,30 g und am 2. Tag nur 3,60 g Kot gesammelt, obwohl der Futterverzehr bei beiden Tieren täglich fast gleich hoch war. Ähnliche Ergebnisse wie die eben besprochenen konnte ich beobachten, nachdem der Rohfaserbestandteil des Futters um weitere 5% auf 30% gestiegen war (Tab. 13).

Die DVN-Menge stieg hier um 0,01 g auf 100 g Futtertrockensubstanz, obwohl sich die Rohfaser in der Hauptsache aus Zellulose zusammensetzte, auf die die Kaninchen in diesem Versuch im Gegensatz zu den Ratten positiv reagiert haben. Bei einer weiteren Erhöhung des gesamten Rohfaseranteils im Futter auf 35% nimmt der DVN überraschenderweise wieder etwas ab, während eine leichte Zunahme zu erwarten gewesen wäre. Die Zahlen aus den Versuchen der Tabelle 14 und der folgenden Tabellen lassen deutlich erkennen, daß bei den Kaninchen eine gesetzmäßige Beziehung zwischen Rohfasergehalt des Futters und DVN nicht besteht.

Tabelle 14. *Versuche mit 11% Zellulose und 24% Sägemehl*

Nr.	Gewicht g	Futter-Tr.-Subst. g		DVN im Tageskot g		DVN/100 g Fu.-Tr.-S.	
		1. Tag	2. Tag	1. Tag	2. Tag	1. Tag	2. Tag
01	2802	56,97	56,97	0,06974	0,10981	0,1224	0,1928
02	2381	41,01	41,01	0,11628	0,14079	0,2836	0,3433
03	3191	76,10	76,10	0,18092	0,07939	0,2377	0,1043
			Mittel:	0,12231	0,11000	0,2146	0,2135
				0,11616		0,2141	

Tabelle 15. *Versuche mit 10% Zellulose und 30% Sägemehl*

Nr.	Gewicht g	Futter-Tr.-Subst. g		DVN im Tageskot g		DVN/100 g Fu.-Tr.-S.	
		1. Tag	2. Tag	1. Tag	2. Tag	1. Tag	2. Tag
04	2630	72,16	72,27	0,16263	0,15465	0,2254	0,2140
05	2262	36,60	36,71	0,05232	0,17348	0,1430	0,4726
06	2735	82,15	82,27	0,19376	0,11566	0,2359	0,1406
			Mittel:	0,13624	0,13360	0,2014	0,2757
				0,13492		0,2386	

Tabelle 16. *Versuche mit 15% Zellulose und 45% Sägemehl*

Nr.	Gewicht g	Futter-Tr.-Subst. g		DVN im Tageskot g		DVN/100 g Fu.-Tr.-S.	
		1. Tag	2. Tag	1. Tag	2. Tag	1. Tag	2. Tag
01	2694	64,54	66,59	0,15368	0,15513	0,2381	0,2330
02	2510	66,51	68,56	0,07962	0,12012	0,1197	0,1752
03	2736	50,33	52,38	0,09937	0,12262	0,1975	0,2341
			Mittel:	0,11089	0,13262	0,1851	0,2141
				0,12176		0,1996	

In einer weiteren Versuchsreihe erhöhte ein Zusatz von 40 % Rohfaser zum Futter (Tab. 15) die DVN-Menge wieder etwas, erreichte jedoch nicht den Wert, der mit 25 % Rohfaser (Tab. 12) erzielt worden ist.

Sehr niedrig liegen die Zahlen des nächsten Versuches, dessen Ergebnisse die Tab. 16 wiedergibt..

Es ist hier mit 60 % die oberste Grenze des Rohfaserzusatzes erreicht und der DVN sinkt bis fast auf den gleichen Stand, der im 1. Versuch (Tab. 11) bei 10 % Zullulose ermittelt worden ist. Dieser Versuch (Tab. 16) überrascht deshalb umso mehr, weil sich die Rohfaser zu $^3/_4$ aus Sägemehl und nur zu $^1/_4$ aus Zellulose zusammensetzt. Das Verhältnis der beiden Rohfaserkomponenten zueinander ist so bemessen, daß man mit weit höheren DVN-Zahlen hätte rechnen müssen.

Um nun, in Anlehnung an die mit Ratten durchgeführten Experimente, zu überprüfen, ob eine DVN-Steigerung bei alleiniger Verwendung von Sägemehl möglich ist, habe ich drei Versuchsreihen durchgeführt, in denen die Futtertrockensubstanz zu 10 %, 20 % bzw. 30 % aus Sägemehl bestand. Die Ergebnisse dieser Untersuchungen sind in den Tabellen 17, 18 und 19 angegeben. Aus Tab. 17 geht hervor, daß auch bei den Kaninchen durch das Sägemehl, offenbar infolge einer Kratzwirkung auf die Darmschleimhaut, eine Vermehrung des DVN hervorgerufen wird. Abgesehen von den großen Differenzen zwischen dem 1. und 2. Tag bei No. 02, die wiederum auf ungleichmäßigen Kotanfall zurückzuführen sind (1,15 g Kot am 1. Tag gegenüber 4,57 g am 2. Tag), liegen die DVN-Größen aller Tiere höher als in allen anderen Versuchen. Vergleicht man die Zahlen der Tab. 17 mit denen der Tab 11, wo das Futter ebenfalls aus 10 % Rohfaser, jedoch in Form von Zellulose bestand, so stellt man fest, daß sich der DVN verdoppelt hat.

Tabelle 17. *Versuche mit 10% Sägemehl*

Nr.	Gewicht g	Futter-Tr.-Subst. g		DVN im Tageskot g		DVN/100 g Fu.-Tr.-S.	
		1. Tag	2. Tag	1. Tag	2. Tag	1. Tag	2. Tag
01	3121	26,29	25,19	0,19466	0 06388	0,3981	0,2536
02	2574	38,75	35,38	0,05696	0,18063	0,1470	0.5105
03	3467	56,93	61,65	0,22113	0,18079	0,3884	0,2933
		Mittel:		0,15758	0,14177	0,3112	0,3525
				0,14976		0,3319	

Im Versuch mit 20 % Sägemehl (Tab. 18) tritt wieder ein Abfall des DVN um 0,10 g ein. Die Ursache hierfür ist schwer zu finden und kann gegebenenfalls darin zu suchen sein, daß den 3 Tieren zwischen zwei Versuchen, die im Abstand von nur 3 Tagen aufeinander folgten, nicht genügend Zeit gegeben war, ihren durch N-freie Diät hervorgerufenen Eiweißverlust bei Normalfutter wieder zu ergänzen. Die Tabelle 19 bestätigt, wie auch Tabelle 17, das schon bei der Beschreibung der Rattenversuche mitgeteilte Ergebnis, wonach der DVN durch Sägemehl als alleinigem Rohfaserzusatz zum Futter zunimmt.

Tabelle 18. *Versuche mit 20% Sägemehl*

Nr.	Gewicht g	Futter-Tr.-Subst. g		DVN im Tageskot g		DVN/100 g Fu.-Tr.-S.	
		1. Tag	2. Tag	1. Tag	2. Tag	1. Tag	2. Tag
01	3000	25,90	32,86	0,06704	0,11018	0,2594	0,3353
02	2614	32,91	33,57	0,09419	0,07235	0,2862	0,2155
03	3520	36,78	41,89	0,04957	0,08127	0,1348	0,1940
			Mittel:	0,07027	0,08793	0,2268	0,2483
				0,07910		0,2376	

Tabelle 19. *Versuche mit 30% Sägemehl*

Nr.	Gewicht g	Futter-Tr.-Subst. g		DVN im Tageskot g		DVN/100 g Fu.-Tr.-S.	
		1. Tag	2. Tag	1. Tag	2. Tag	1. Tag	2. Tag
01	3388	43,84	48,53	0,23986	0,21352	0,5471	0,4400
02	2677	50,01	31,11	0,12125	0,11703	0,2424	0,3762
03	3543	62,46	61,50	0,21683	0,22682	0,3472	0,3688
			Mittel:	0,19265	0,18579	0,3789	0,3950
				0,18922		0,3870	

Mit 30 % Sägemehl im Futter konnte die DVN-Menge auf 0,387 g gesteigert und damit der bei meinen Untersuchungen an Kaninchen höchste Wert ermittelt werden. Dabei ist Kaninchen Nr. 01 mit ⌀ 0,49 g DVN besonders zu erwähnen.

3. Versuche an Schweinen

Im Institut für Tierernährungslehre der Humboldt-Universität Berlin sind von MANGOLD und Mitarbeitern zahlreiche Untersuchungen zur Bestimmung der biologischen Wertigkeit der verschiedensten Futtermittel mit Schweinen durchgeführt worden, denen jeweils Versuche mit N-freier Fütterung vorausgingen. Die Ergebnisse dieser N-freien Versuche weisen hinsichtlich des DVN durchweg eine sehr gute Übereinstimmung auf, da bei der Zusammenstellung des Futters entweder überhaupt keine Zellulose verwendet wurde, oder aber zur Vermeidung größerer Schwankungen des täglichen Kotanfalles nur ein ganz geringer Anteil Zellulose, der 1 % nicht überschritt, mit dem übrigen Futter vemischt war. SCHIFTAN [44] fand bei seinen Schweineversuchen mit N-freier Diät 0,0963 g DVN auf 100 g verzehrte Futtertrockensubstanz und kam damit einer schon vorher von MITCHELL und KICK [29] ermittelten Zahl von 0,0918 g DVN sehr nahe. LINTZEL und MANGOLD [18] geben 0,095 g DVN auf 100 g Futtertrockensubstanz an; MANGOLD und COLUMBUS [19] sowie COLUMBUS konnten mit 0,0972 g DVN bzw. 0,090 g DVN die bisherigen Ergebnisse reproduzieren und somit ihre Richtigkeit bestätigen. Auch die von MANGOLD, STOTZ und COLUMBUS [23, 24] angegebenen niedrigeren Werte weichen mit 0,0736 und 0,0798 g DVN ebenso wie die von MANGOLD und COLUMBUS [22] gefundene

Zahl von 0,0827 g DVN nur unwesentlich von den übrigen Versuchsergebnissen ab.

In meinem ersten Versuch mit Schweinen enthielt das Futter 5 % Zellulose. Nach den Beobachtungen von COLUMBUS [5], der schon bei einem Zellulosezusatz von 2 % zum Futter gegenüber 1 % eine Verdoppelung des DVN feststellte, müßten die Ergebnisse des ersten Versuches weit höher liegen als die von den weiter oben genannten Autoren gefundenen. Diese Beobachtung fand ich jedoch nicht bestätigt (Tab. 20). Vielmehr blieb der Wert für den DVN bei sehr guter Übereinstimmung zwischen beiden Tieren auf dem gleichen Niveau, wie es die weiter oben zitierten Forscher angeben, und kommt der von MANGOLD, COLUMBUS und PEHAM [25] mit 1 % Zellulose ermittelten Zahl von 0,1006 g am nächsten. Die große Abweichung meines Ergebnisses von der durch COLUMBUS gemachten Feststellung, wonach bei einem Futter mit 2 % Zellulose bereits ein Wert von 0,19 g DVN erreicht wurde, ist nur so zu erklären, daß COLUMBUS bei der Zubereitung des Futters weniger Wasser verwendete als ich, wodurch dem Kot eine andere, festere Konsistenz mit größerer Kratzwirkung auf die Darmschleimhaut verliehen worden ist.

Tabelle 20. *Versuche mit 5% Zellulose*

Nr.	Gewicht kg	Futter-Tr.-Subst. g		DVN im Tageskot g		DVN/100 g Fu.-Tr.-S.	
		1. Tag	2. Tag	1. Tag	2. Tag	1. Tag	2. Tag
3	119,7	2000	2000	2,10730	1,82479	0,1053	0,0912
4	125,5	2000	2000	1,93506	2,10948	0,0968	0,1054
			Mittel:	2,02188	1,96714	0,1011	0,0983
				1,99416		0,0997	

Ein Einfluß der Zellulose auf den DVN im Sinne einer Steigerung machte sich bei den Schweinen bemerkbar, als der Zelluloseanteil 10 % der Futtertrockensubstanz betrug (Tab. 21). Der DVN nahm hierbei um 0,03 g gegenüber dem vorigen Versuche zu und betrug damit 0,1298 g.

Die großen Unterschiede zwischen beiden Schweinen am 1. Hauptversuchstag wurden dadurch hervorgerufen, daß von Schwein 3 doppelt so viel Kot gesammelt werden konnte wie von Schwein 4. Interessant ist bei diesem Ergebnis, daß es ganz im Widerspruch zu den Befunden der Rattenversuche steht,

Tabelle 21. *Versuche mit 10% Zellulose*

Nr.	Gewicht kg	Futter-Tr.-Subst. g		DVN im Tageskot g		DVN/100 g Fu.-Tr.-S.	
		1. Tag	2. Tag	1. Tag	2. Tag	1. Tag	2. Tag
3	93.1	1800	1800	3,34125	1,98856	0,1856	0,1104
4	96,0	1800	1800	1,64760	2,36429	0,0915	0,1313
			Mittel:	2,49443	2,17643	0,1386	0,1209
				2,33543		0,1298	

wo bei erhöhter Zellulosegabe der DVN, berechnet auf 100 g Futtertrockensubstanz, abnahm. Die Schweine scheinen auf Zellulose umgekehrt zu reagieren wie die Ratten. Auch die Ergebnisse eines mit 20 % Zellulose durchgeführten Versuches sprechen dafür, wie aus Tabelle 22 hervorgeht. Der DVN entspricht hier der von COLUMBUS schon mit 2 % Zellulose gefundenen Menge und liegt etwas höher als der von NEHRING und SCHRAMM [37] mit 0,155 g angegebene Wert und genau doppelt so hoch wie in meinem Versuch mit 5 % Zellulose. Der DVN steigt bei Schweinen, wie die Ergebnisse der drei Versuche zeigen, nach Erhöhung des Zelluloseanteils sowohl absolut als auch in Beziehung zu 100 g verzehrter Trockensubstanz.

Auch bei Verwendung von Sägemehl als Rohfaserzusatz ergab sich ein ähnliches Bild. Jedoch lagen die DVN-Werte etwas niedriger als die mit gleich hohen Zelluloseanteilen erzielten. Im Vergleich mit den Rattenversuchen, bei denen der DVN nach Sägemehlverfütterung weit höhere Werte erreichte als nach Zelluloseverfütterung, überrascht das Ergebnis. Aus den im Abschnitt B bereits angedeuteten und später zu veröffentlichenden Ergebnissen der Versuche über die Durchgangszeiten geht hervor, daß als Ursache für dieses Verhalten die Tatsache angesehen werden kann, daß bei den Schweinen das Sägemehl weit weniger in der Lage ist, die Darmperistaltik anzuregen als die Zellulose. Die durch Sägemehl hervorgerufene und gegenüber Zellulose verminderte Beschleunigung der peristaltischen Bewegungen des Darmkanals muß eine weniger intensive Reibung zwischen Darmschleimhaut und rohfaserhaltigem Futterbrei nach sich ziehen und damit dessen abschilfernde Wirkung herabmindern.

Tabelle 22. *Versuche mit 20% Zellulose*

Nr.	Gewicht kg	Futter-Tr.-Subst. g		DVN im Tageskot g		DVN/100 g Fu.-Tr.-S.	
		1. Tag	2. Tag	1. Tag	2. Tag	1. Tag	2. Tag
3	49,2	1300	1300	3,04801	2,49510	0,2344	0,1919
4	52,6	1300	1300	2,25617	2,57064	0,1735	0,1977
			Mittel:	2,65209	2,53285	0,2040	0,1948
				2,59247		0,1994	

Tabelle 23. *Versuche mit 10% Sägemehl*

Nr.	Gewicht kg	Futter-Tr.-Subst. g		DVN im Tageskot g		DVN/100 g Fu.-Tr.-S.	
		1. Tag	2. Tag	1. Tag	2. Tag	1. Tag	2. Tag
3	60,5	1400	1400	1,25256	0,77159	0,0895	0,0551
4	61,7	1400	1400	0,77010	2,05432	0,0550	0,1467
			Mittel:	1,01133	1,41496	0,0722	0,1009
				1,21315		0,0865	

In weiteren Versuchen mit einem 10 % Sägemehl enthaltenen Futter (Tab. 23) betrug der DVN nur 0,0866 g und näherte sich damit den von MANGOLD, STOTZ und COLUMBUS[23, 24] gefundenen Werten. Die Differenz zu dem Ergebnis des Versuches mit 10 % Zellulose (Tab. 21) beträgt 0,043 g und kann nur auf die eben besprochene Ursache zurückzuführen sein.

Auch in den Versuchen mit 20 % Sägemehl (Tab. 24) blieb die DVN-Menge hinter der mit 20 % Zullulose erreichten zurück und zwar um 0,075 g

Tabelle 24. *Versuche mit 20% Sägemehl*

Nr.	Gewicht kg	Futter-Tr.-Subst. g		DVN im Tageskot g		DVN/100 g Fu.-Tr.-S.	
		1. Tag	2. Tag	1. Tag	2. Tag	1. Tag	2. Tag
3	86,5	1600	1600	2,05888	2,04698	0,1287	0,1280
4	91,8	1600	1600	1,15952	2,69586	0,0725	0,1685
			Mittel:	1,60920	2,37142	0,1006	0,1482
				1,99031		0,1244	

Die Schwankungen bei dem Schwein Nr. 4 zwischen beiden Tagen in den letzten beiden Versuchen sind wiederum auf einen sehr ungleichmäßigen Kotanfall zurückzuführen; die Kotmenge des 2. Tages war an beiden Versuchen doppelt so hoch wie die am 1. Tag.

D. ZUSAMMENFASSUNG

Die in der vorliegenden Arbeit beschriebenen Versuche wurden durchgeführt, um einen Beitrag zur Klärung der Frage nach dem Einfluß der Futterrohfaser auf die Menge des von MANGOLD so bezeichneten „DVN" (Darmverlust-Stickstoff) zu liefern. Als Versuchstiere dienten Ratten, Kaninchen und Schweine, die mit N-freier Diät und variierendem Rohfaserzusatz in Form von reiner Zellulose (gemahlenem Filtrierpapier) oder Sägemehl gefüttert wurden, und deren Faeces nach der Kjeldahl-Methode auf Stickstoffgehalt analysiert wurden. Es ergaben sich dabei folgende Resultate:

1. Bei den *Ratten* übt die Zellulose keinen steigernden Einfluß auf die DVN-Größen aus. Bei einem Zellulosegehalt des Futters von 0 bis 5 % bleibt der DVN fast konstant auf 0,29 g, berechnet auf 100 g verzehrte Futtertrockensubstanz. Durch Erhöhung des Zelluloseanteils auf 20% sinkt der DVN infolge Veränderung der Konsistenz des vom Versuchsfutter herstammenden Kotes bis auf 0,22 g ab. Nach Verwendung von Sägemehl konnte ein Ansteigen des DVN beobachtet werden, dessen Menge bei einem Futter mit 10 % Sägemehl 0,27 g, mit 15 % 0,29 g und mit 20 % sogar 0,35 g betrug. Auch in den Versuchen mit Sägemehl macht sich ein Einfluß der Kotbeschaffenheit auf den DVN bemerkbar, indem der mit einem geringen Sägemehlzusatz harte und kantige Kot offenbar eine größere Kratzwirkung auf die Darmschleimhaut besitzt und der DVN zunimmt. Das Vermischen eines sägemehlhaltigen Futters mit Zellulose zieht wieder ein Absinken des DVN nach sich.

2. Bei den an *Kaninchen* durchgeführten Versuchen wurde darauf hingewiesen, daß das Kaninchen sehr empfindlich auf N-freie Versuche reagiert und daß es infolge der oft beobachteten großen Schwankungen des täglichen Kotanfalls nur bedingt für Versuche dieser Art mit zwangsläufig kurzer Versuchsdauer brauchbar ist. Die Ergebnisse der Versuche an Kaninchen mit Zellulose und Sägemehl als Rohfasergemisch ließen daher auch keinerlei Schluß auf eine Korrelation zwischen Rohfaserverzehr und DVN zu. Indessen wirkte Sägemehl als alleiniger Rohfaserzusatz in gleichem Maße steigernd auf den DVN wie bei Ratten.
3. Die Versuche an *Schweinen* bestätigten, daß die in der Literatur auf 100 g verzehrte Futtertrockensubstanz angegebene DVN-Menge in Höhe von 0,095 g einen sehr guten Mittelwert darstellt. Doch bleibt dieser nach vorstehenden Versuchen mit Zellulose nur solange konstant, als der Zellulosegehalt des Futters 5 % nicht überschreitet. Nach Vermehrung der Zellulose nimmt aber auch der DVN mengenmäßig zu, und zwar von 0,099 g bei 5% Zellulose auf 0,129 g bei 10% und 0,199 bei 20% Zellulose. Auch steigende Sägemehlzulagen wirken beim Schwein im gleichen Sinne, jedoch wird mit Sägemehl nicht die Menge DVN erreicht wie mit gleich hohen Zellulosezugaben. Dieses Ergebnis konnte auf die bei Sägemehlverfütterung nachlassende Darmperistaltik zurückgeführt werden, wie aus den Ergebnissen der Durchgangszeitenversuche klar hervorgeht, über die an andere Stelle berichtet werden soll.

An dieser Stelle sei es mir gestattet, meinem hochverehrten Lehrer und Förderer, Herrn Prof. Dr. E. MANGOLD für die Überlassung des Themas sowie für das am Fortgang dieser Arbeit stets bekundete Interesse meinen aufrichtigsten Dank zu sagen.

Mein Dank gilt ferner Herrn Prof. Dr. COLUMBUS für die Bereitstellung eines Teiles der Versuchstiere und -apparaturen sowie für die freundliche Unterstützung bei der Durchführung der Experimente.

Literaturverzeichnis

[1] ABGAROWICZ, F.: Untersuchungen über den Einfluß des Ballastes in der Nahrung des Kaninchens. Dissert. Zürich 1948.

[2] BRICKER, M. L. u. H. H. MITCHELL: The protein requirements of the adult rat of the protein contained in egg, milk and soyflour. Journal Nutrition. 34. 1947. 491.

[3] CASPARI, W. u. E. STILLING: Der Eiweißstoffwechsel, in Oppenheimer's Handbuch der Biochemie. 8. 1925. 642.

[4] COLUMBUS, A.: Der quantitative Verlauf der Entleerung des Pansens bei Schafen und Ziegen, mit Berücksichtigung der Gesamtentleerung des Magen-Darmkanals. Dissert. Berlin 1934.

[5] COLUMBUS, A.: Die Variabilität der biologischen Eiweißwertigkeit unter verschiedenen Bedingungen, nach Stoffwechselversuchen an wachsenden Schweinen. Archiv für Tierernährung 2. 1950. H. 1. 36, H. 2. 84.

[6] COLUMBUS, A.: Eine Stoffwechselkäfig-Batterie für N-Bilanzversuche an wachsenden Ratten. Archiv für Tierernährung. 1. 1951. H. 6. 321.

[7] FRANKE, E. R.: Die biologische Wertigkeit pflanzlichen und tierischen Eiweißes bei Wiederkäuern. Zeitschrift für Tierernährung und Futtermittelkunde. 6. 1943. 1.

[8] GROUVEN: Zweiter Bericht über die Arbeiten der Versuchsstation Salzmünde. 1864. 567.

[9] HAYWARD, J. W., STEENBOCK, H. u. G. BOHSTEDT: The effect of heat as used in the extraction of soybean oil upon the nutritive value of the protein of soybean oil meal. Journal Nutrition. 11. 1936. 219.

[10] HENNEBERG, W. u. F. STOHMANN: Beiträge zur Begründung einer rationellen Fütterung der Wiederkäuer. Braunschweig, 1864, 366.

[11] HEUPKE, W. u. F. BELZ: Die Menge des Sekret-N im Stuhl und die Eiweißausnutzung der Nahrung. Archiv für Hygiene. 114. 1935. 56.

[12] HEUPKE, W.: Über die Abhängigkeit der Menge des Kot-N von der Größe des Stuhlvolumens. Archiv für Hygiene. 111. 1933. 188.

[13] KATAYAMA, T.: Über das Eiweißminimum für ausgewachsene Hammel. Die landw. Versuchsstationen. 69. 1908. 321.

[14] KELLNER, O.: Beiträge zur quantitativen Bestimmung des verdauten Proteins. Die landw. Versuchsstationen. 24. 1880. 434.

[15] KENNEPOHL, G.: Über die N-haltigen Stoffwechselprodukte der Faeces und ihren Einfluß auf die Gestaltung der Verdauungskoeffizienten. Journal für Landwirtschaft. 29. 1881. 145.

[16] KÜHN, G., ARONSTEIN u. H. SCHULZE: Hennebergs Journal für Landwirtschaft. 1867. 6.

[17] LENKEIT, W. u. R. HABECK. Zur Bestimmung der Durchgangszeit der Nahrung durch den Verdauungskanal verschiedener Tiere. Archiv für Tierernährung. 2. 1930. 517.

[18] LINTZEL, W. u. E. MANGOLD: Die biologische Wertigkeit des Eiweißes der Süßlupinensamen bei der Verfütterung an Schweinen. Die landw. Versuchsstationen. 123. 1935. H. 3 u. 4. 133.

[19] MANGOLD, E. u. A. COLUMBUS: Verdaulichkeit und biologische Wertigkeit von Kartoffeleiweiß beim Schwein. Die landw. Versuchsstationen. 129. 1937. 12.

[20] MANGOLD, E., A. COLUMBUS u. A. HOCK: Versuche über den Einfluß des Sägemehls auf den Ablauf der Verdauung und auf die Verdaulichkeit des Futters beim Kaninchen. Archiv für Geflügelkunde. 11. 1937. 305.

[21] MANGOLD, E.: Helles oder dunkles Brot? Forschungsdienst. Sonderheft 10. 1938. 20.

[22] MANGOLD, E. u. A. COLUMBUS: Verdaulichkeit und biologische Eiweißwertigkeit der Samenkörner einer neuen gelben Süßlupine („Weiko") beim Schwein. Die landw. Versuchsstationen. 129. 1938. 110.

[23] MANGOLD, E., H. STOTZ u. A. COLUMBUS: Die Verdaulichkeit der Finkschen Eiweißschlempe bei Schweinen und Wiederkäuern und die biologische Eiweißwertigkeit der Kartoffelhefe. Forschungsdienst. 10. 1940. 183.

[24] MANGOLD, E., H. STOTZ u. A. COLUMBUS: Versuche über Verdaulichkeit und biologische Eiweißwertigkeit der Pilzeiweißflocken nach H. FINK an Wiederkäuern und Schweinen. Forschungsdienst. 12. 1941. 212.

[25] MANGOLD, E., A. COLUMBUS u. A. PEHAM: Über die Verdaulichkeit und biologische Eiweißwertigkeit von frischer und konservierter Bierhefe, nach Versuchen an Schweinen und Wiederkäuern. Tierernährung. 13. 1941. 189.

[26] MANGOLD, E.: Richtlinien zur Methodik der Verdaulichkeitsprüfung der Futtermittel an landwirtschaftlichen Nutztieren. Archiv für Tierernährung. 1. 1950. H. 3. 188.

[27] MENDEL, L. B. u. M. S. FINE: Studies in nutrition. VI. The utilisation of the proteins Journal of Biological Chemistry. 11. 1912. 5.

[28] MITCHELL, H. H. u. G. G. CARMAN: The biological value for maintenance and growth of the proteins of whole wheat, eggs and pork. Journal of Biological Chemistry. 60. 1924. 613.

[29] MITCHELL, H. H. u. C. H. KICK: The suppl. relation between the proteins of corn and of tankage determined by metabolism experiments an swine. J. agricult. Res. 35. 1927. Nr. 9.

[30] MITCHELL, H. H.: A method of determining the biological value of protein. Journal of Biological Chemistry. 58. 1924. 873.

[31] MITCHELL, H. H.: The supplementary relations among proteins. Journal of Biological Chemistry. 58. 1924. 923.

[32] MITCHELL, H. H.: The effect of the Proportions of Fat and Carboydrate in the Diet upon the exkretion of metabolic nitrogen in the Fedes. Journal of Biological Chemistry. 105. 1934. 537.

33 MORGEN, A., C. BEGER u. F. WESTHAUSSER: Weitere Untersuchungen über die Verwertung nicht-eiweißartiger N-Verbindungen der Futtermittel sowie der Ammonsalze durch das milchgebende Tier. Die landw. Versuchsstationen. 71. 1909. 1.

34 MORGEN, A., C. BEGER u. F. WESTHAUSSER: Untersuchungen über die Verwertung der Ammonsalze und der nicht-eiweißartigen Verbindungen der Futtermittel für die Lebenserhaltung und Milchbildung sowie über die Frage, ob aus diesen Stoffen unverdauliches Eiweiß gebildet wird. Die landw. Versuchsstationen. 73. 1910. 285.

35 MORGEN, A., C. BEGER u. F. WESTHAUSSER: Die stickstoffhaltigen Stoffwechselprodukte und ihre Bedeutung für die Bestimmung der Verdaulichkeit des Proteins in den Futtermitteln. Die landw. Versuchsstationen. 85. 1914. 1.

36 MOELLGAARD, H.: Grundzüge der Ernährungsphysiologie. Verlag Paul Parey, 1931. 56.

37 NEHRING, K. u. W. SCHRAMM: Über die biologische Wertigkeit des Eiweißes verschiedener Gerstensorten bei wachsenden Schweinen und ihre Beeinflussung durch Stickstoffdüngung. Tierernährung. 12. 1940. 478.

38 PFEIFFER, TH.: Beiträge zur Frage über die Bestimmung der Stoffwechselprodukte im tierischen Kot. Journal für Landwirtschaft. 33. 1885. 149.

39 PFEIFFER, TH.: Die Verdaulichkeit getrockneter Rübenschnitzel, sowie die Bestimmung der Verdauungskoeffizienten N-haltiger Futterbestandteile im Allgemeinen. Journal für Landwirtschaft. 34. 1886. 425.

40 PFEIFFER, TH.: Zur Frage über die Bestimmung der Stoffwechselprodukte im tierischen Kote. Zeitschrift für physiologische Chemie. 10. 1886. 170.

41 PRAUSNITZ, W.: Die chemische Zusammensetzung des Kotes bei verschiedenartiger Ernährung. Zeitschrift für Biologie. 35. 1897. 335.

42 RIEDER, H.: Bestimmung der Menge des im Kot befindlichen nicht von der Nahrung herrührenden Stickstoffs. Zeitschrift für Biologie. 20. 1884. 378.

43 RUBNER, M.: Die Verwertung des Roggens. Verlag Springer. 1925.

44 SCHIFTAN, H.: Über die biologische Werigkeit des Futtereiweißes bei wachsenden Schweinen. Dissert. Berlin 1932.

45 SCHNEIDER, B. H.: The subdivision of the metabolic nitrogen in the feces of the rat, swine and man. Journal of Biological Chemistry. 109. 1935. 249.

46 SCHULZE, E. u. M. MAERCKER: Untersuchungen über die sensiblen Stickstoff-Einnahmen und Ausgaben des volljährigen Schafes und die Ausnutzung einiger Futterstoffe durch dasselbe. Journal für Landwirtschaft, 1. 1871. 46.

47 STEENBOCK, H., E. B. HART u. NELSON: Acidosis in omnivora and herbivora and its relation to protein storage. Journal of Biological Chemistry. 19. 1914. 399.

48 STUTZER, A.: Einige Betrachtungen über die Proteinverdauung. Zeitschrift für physiologische Chemie. 10. 1886. 153.

49 TSUBOI: Zeitschrift für Biologie. 35. 1897. 68.

50 VÖLTZ, W., W. DIETRICH, A. DEUTSCHLAND, M. MIHR u. A. BAUMANN: Landwirtschaftliche Jahrbücher. 50. 1917. 455.

51 VÖLTZ, W. u. W. KIRSCH: Der Eiweißstoffwechsel der landwirtschaftlichen Nutztiere, in F. MANGOLD, Handb. der Ernährung und des Stoffwechsels der landwirtschaftlichen Nutztiere. Berlin, Springer. Bd. 3. 1931. 1.

52 WÖHLBIER, W.: Methodenbuch, Band XIII. Die Technik des Tierversuches.) Neumann-Verlag, Radebeul, 1953.

53 ZIMMERMANN, G.: Die Wirkung der Hitzebehandlung auf den Nährwert des Eiweißes in Nahrungs- und Futtermitteln. Dissert. Zürich. 1952.

Eingegangen am 24. März 1954

Aus dem Institut für Physiologie und Ernährung der Tiere der Universität München
(Vorstand: Prof. Dr. Dr. JOHS. BRÜGGEMANN)

J. BRÜGGEMANN, K. DREPPER und G. DREPPER

Stoffwechseluntersuchungen an jungen Rindern

II. Mitteilung: Über den Stoffwechsel von Calcium, Phosphor, Magnesium, Kalium, Natrium, Chlor und Schwefel bei gleichzeitiger Durchführung eines Gesamt-Nährstoffbilanzversuches

Die Arbeit wurde durch Gewährung von ERP-Mittel unterstützt, wofür wir auch an dieser Stelle unseren ergebenen Dank sagen.

Seit den Untersuchungen von LIEBIG (1840) und FORSTERS (1873) ist bekannt, daß dem tierischen Organismus neben den eigentlichen Nährstoffen auch Mineralien zugeführt werden müssen, damit die physiologischen Lebensvorgänge ungestört ablaufen können. Die in den folgenden Jahrzehnten in dieser Richtung durchgeführten Untersuchungen führten dann zu den Feststellungen, welche Salze bzw. anorganische Stoffe für den Körper als lebensnotwendig anzusprechen sind und erst in neuerer Zeit sind Versuche durchgeführt worden, die die Frage klären sollten, in welchen Mengen diese Salze dem Organismus mit der Nahrung zugeführt werden müssen, um die Tiere gesund und leistungsfähig aufzuziehen und zu erhalten.

Die Möglichkeit diese quantitative Feststellung zu treffen, ist u. a. in der Durchführung von Stoffwechselbilanzversuchen gegeben.

Das aus diesen Versuchen gewonnene Zahlenmaterial ist oft außerordentlich unterschiedlich, ein Umstand, der wohl in erster Linie auf die bei den einzelnen Untersuchungen sehr verschiedenartigen Umweltverhältnisse im weitesten Sinne (Fütterung und deren Abhängigkeit vom Boden, Haltung. Klima und auch Krankheiten) zurückzuführen ist, aber wohl auch durch andere Faktoren wie Rassezugehörigkeit, Erbanlagen u. a. beeinflußt wird.

Daß die Umweltverhältnisse bei den hier beschriebenen Untersuchungen außerordentlich ungünstig waren, wurde bereits in der I. Mitteilung geschildert, jedoch sollten gerade diese Umstände daraufhin untersucht werden, ob die mangelhafte Zufuhr eines oder mehrerer der hier untersuchten Stoffe mit der Nahrung für die schlechten Aufzuchtergebnisse, teilweise verbunden mit Lecksuchterscheinungen, verantwortlich gemacht werden können.

Bei dem in der I. Mitteilung eingehend beschriebenen Nährstoffbilanzversuch an 4 wachsenden Rindern wurden gleichzeitig die Bilanzen der Mineralien und Spurenelemente untersucht. Eine zusammenfassende tabellarische Darstellung über die im einzelnen gefundenen Werte erfolgte aus Gründen einer korrekten Übersicht bereits in der I. Mitteilung [24].

Für die quantitative Bestimmung der im folgenden beschriebenen Sustanzen in den Futtermitteln, Faeces, Harn und zum Teil Blut wurden die nachstehend angegebenen Verfahren verwendet *):

1. *Calcium* nach KRAMER, TISDAL und DE WAARD [1]. Fällung als Calciumoxalat und Titration der Oxalsäure mit Permanganat.
2. *Phosphor* nach FISKE und SUBARROW [2]. Reduktion eines gebildeten Phosphormolybdänkomplexes mit Eikonogen zu blaugefärbtem Molybdänoxyd.
3. *Magnesium* nach BOMSKOV [3]. Fällung als Magnesiumoxychinolat und Titration mit Brom.
4. *Kalium* nach KRAMER und TISDAL [4]. Fällung als Kaliumkobaldnitrit und Titration mit Permanganat.
5. *Natrium* nach BALINT [5]. Fällung als Natriumpyroantimoniat und jodometrische Titration.
6. *Chlor* nach VOLHARD [6]. Fällung mit Silbernitrat und Titration mit Ammoniumrhodanid in Gegenwart von Ferrisalz.
7. *Schwefel* nach LETONOFF und REINHOLD [7]. Oxydation, dann Fällung der störenden Substanzen mit Uranylacetat und Fällung des Sulfates mit Benzidin und Titration mit NaOH.

Das für den Ablauf der Lebensvorgänge unbedingt erforderliche *Calcium* hat als notwendiger Bestandteil aller Gewebssäfte und Zellen im Organismus sehr vielfältige Aufgaben zu erfüllen, die im einzelnen zu beschreiben hier zu weit führen würde.

Von den für die tierische Ernährung verwendeten Futtermitteln sind die Milch und die auf sauren Böden wachsenden Gräser sehr reichhaltig an Calcium, einen sehr geringen Gehalt haben dagegen Pflanzenkörner und Samen, sowie ihre gewerblichen Erzeugnisse und Abfälle, sämtliche Rübenarten und Kartoffeln. Der Gehalt der von uns untersuchten Futtermittel an Calcium betrug beim Heu 1,5%, bei der Silage 0,3% und beim Grünfutter 0,2% in der ursprünglichen Substanz und stimmt damit gut mit den von CRASEMANN [8] u. a. genannten Zahlen überein.

Für die optimale Menge an Calcium, die dem tierischen Organismus mit der Nahrung zugeführt werden muß, lassen sich keine allgemeingültigen Zahlenwerte angeben, weil die Resorptionsgröße und ausgeschiedenen Calciummengen, sowohl von der Relation zu den organischen und mineralischen Bestandteilen des Futters, als auch von der absoluten Menge Ca, sowie der wechselnden Verdauungsleistung des einzelnen Tieres abhängen. Es kann jedoch nach MORRISON [9] für ein ca. 300 kg schweres wachsendes Rind eine tägliche Zufuhr an Calcium mit der Nahrung von 18 g Ca als ausreichend angesehen werden.

Bei der Winterfütterung betrug bei unseren Untersuchungen die durchschnittliche tägliche Calciumaufnahme pro Tier und Tag 75,5 g, von denen

*) Den Herren P. ARTMEYER, R. BOSCH, R. FISCHER u. R. SEIDERER sei für die experimentelle Mitarbeit bestens gedankt.

37,7 g (= 50% der Aufnahme) retiniert wurden. Bei der Sommerfütterungsperiode war dem gegenüber die tägliche Calciumaufnahme vermindert (63,0 g Calcium) und die retinierte Menge lag hier bei durchschnittlich 23,2 g (= 37% der täglichen Calciumaufnahme). Es wurde also bei der Sommerfütterung durchschnittlich um 39% weniger retiniert als bei der Winterfütterung.

Nach den oben angegebenen Werten von MORRISON (l. c.) sind diese Mengen absolut betrachtet als sehr reichlich anzusehen.

Die tägliche Calciumausscheidung durch den Kot betrug je Tier im 1. Versuch 37,4 g Calcium, durch den Harn 0,4 g Calcium, im Sommerfütterungsversuch 38,7 g durch den Kot und 1,1 g durch den Harn. Die Retention betrug pro kg Körpergewicht im Winterfütterungsversuch 0,133 g, im Sommerfütterungsversuch 0,0826 g Calcium.

Auch die Zufuhr des *Phosphor* mit der Nahrung ist wie die des Calciums als lebensnotwendig anzusehen. Das kann nicht nur aus seiner ausschlaggebenden Rolle beim Bau des Skeletts der höheren Tierklassen ersehen werden, sondern auch aus seiner hervorragenden Beteiligung als Baustein der Nukleoproteide, der Lipoide u. a. m. Ebensowenig wie die Muskelarbeit ist die Erhaltung des Säure-Basen-Gleichgewichts im Körper ohne Mitwirkung der Phosphorsäure denkbar. Der Hauptbedarf an Phosphor wird bei den Pflanzenfressern durch Aufnahme von Körnerfutter aller Art gedeckt, bei den Fleischfressern durch die von Knochen- und Stützsubstanz. Eine besondere Verbindung des Phosphor mit Inosit findet sich in den Samen vieler Pflanzen als Phytin (Inosit-Hexaphosphat), eine Verbindung, deren Phosphor vom tierischen Organismus offenbar nur sehr schlecht ausgenutzt werden kann. Diese Tatsache ist insofern von Wichtigkeit, als KRIEGER und STEENBOCK [10] festgestellt haben, daß Getreide den Phosphor zu 40—70% in Form von Phytin enthalten kann. MC CAUCE und WIDDOWSEN [11] berichten, daß Ratten es nur zu ca. 30% verwerten können.

Die in den von uns untersuchten Futtermitteln festgestellten Werte für Phosphor waren in der ursprünglichen Substanz bei Heu 0,19%, Silage 0,073% und Grünfutter 0,074% und zeigen gute Übereinstimmung mit der Literatur.

Bei den hier durchgeführten Untersuchungen betrugen die durchschnittlichen Tageseinnahmen bei der Winterfütterung 14,7 g Phosphor, von denen 7,74 g im Körper der Rinder verblieben (= 53% der Einnahme). Im 2. Versuch stand einer täglichen Durchschnittseinnahme von 25,0 g eine Retention von 16,0 g gegenüber, also eine Ausnutzung von 64%. Das eine Rind, das bis zu Ende dieses Versuches 6 kg Gewicht verlor, zeigte die schlechteste Verwertung. Auch diese Zahlen sind wie die des Calcium beim Vergleich mit denen von MORRISON (l. c.), der eine erforderliche Zufuhr an Phosphor mit der Nahrung von 15 g angibt, als gut ausreichend anzusehen. Gegenüber dem ersten Versuch war beim zweiten eine durchschnittliche Steigerung der Einnahme um 10,3 g (70,0%), in der Retention um 8,2 g (108%) festzustellen. Es zeigte sich ganz deutlich, daß die Verwertung des Phosphors im Sommerfutter wesentlich besser war als im Winterfutter, wobei allerdings berücksichtigt werden muß, daß die Tiere bei der 2. Untersuchung schon ein höheres Körpergewicht erreicht hatten.

Die Gesamtausscheidung im Winterfütterungsversuch betrug 6,96 g P Tier/Tag (6,8 g im Kot, 0,16 g im Harn). Beim 2. Versuch waren die entsprechenden Zahlen: 9,05 g Phosphor Gesamtausscheidung (8,90 g im Kot, 0,15 g im Harn).

Es wurden im ersten Versuch durchschnittlich nur 0,029 g P/kg Körpergewicht gegenüber 0,056 g P/kg Körpergewicht im zweiten Versuch vom Körper zurückgehalten, d. h. daß im ersten Fall nur etwas mehr als die Hälfte des von HUTYRA, MAREK und MANNINGER [12] angegebenen Mindestbedarfs von 0,05 g/kg Körpergewicht retiniert wurde, obwohl nach KLIMMER [13] theoretisch genügend Phosphor zur Verfügung stand.

Das *Magnesium* gehört ebenfalls zu den Mineralstoffen, die für den tierischen Organismus unbedingt lebensnotwendig sind, wenn auch über seinen Stoffwechsel wesentlich weniger bekannt ist, als über den des Calciums und Phosphors. Dies mag daran liegen, daß bei einer normalen Ernährung der Haustiere, auch wenn sie suboptimal ist, pathologische Erscheinungen des Magnesiummangels oder -überschusses nicht zur Beobachtung kommen.

Organische Magnesiumverbindungen des tierischen Organismus sind nicht bekannt, jedoch findet es sich reichlich in den Pflanzen und zwar in der organischen Bindung des Chlorophylls. Besonders reichhaltig an Magnesium sind im tierischen Körper die Zähne und die Knochen, sonst findet es sich vor allem in der Muskulatur.

An Magnesium wurde von den Jungrindern mit dem dargereichten Winterfutter (Heu 0,2%, Silofutter 0,02% Mg in der ursprünglichen Substanz) täglich durchschnittlich 7,9 g aufgenommen und davon 4,2 g (53% der täglichen Aufnahme) im Körper retiniert. Im Vergleich von Winter- zu Sommerfütterung zeigen sich im wesentlichen die gleichen Verhältnisse wie beim Calcium. Zwar war die tägliche Magnesiumaufnahme bei der Sommerfütterung (Gras 0,02% Mg in der ursprünglichen Substanz) gegenüber der im Winter nur um 0,58 g im Durchschnitt verringert (7,30 g Gesamtaufnahme täglich), dagegen betrug die Retention aber nur 1,15 g (16% der täglichen Aufnahme).

Für die praktische Tierfütterung ist der Mg-Bedarf bedeutungslos, da in den pflanzlichen Futtermitteln immer ausreichend Mg enthalten ist.

Die Mg-Ausscheidung betrug im ersten Versuch 3,67 g Mg/Tier/Tag (Harn 1,17 g, Kot 2,5 g) und war damit etwa nur halb so groß, wie im zweiten Versuch (6,15 g Mg Gesamtausscheidung, davon 2,75 g im Harn und 3,40 g im Kot).

Obgleich es nach dieser getrennten Betrachtung von Calcium, Phosphor und Magnesium den Anschein hat, als ob den Jungrindern diese Stoffe in genügendem Maße mit der Nahrung zugeführt worden sind, ist es tatsächlich doch nicht der Fall. Entscheidend wichtig ist nämlich für die Resorption und Retention der genannten Mineralien neben der Zufuhr der absolut notwendigen Menge auch das gegenseitige Mengenverhältnis in dem diese Stoffe in der Nahrung vorkommen.

Bei der Winterfütterung betrug das Ca : Mg-Verhältnis 9,6 : 1, bei der Sommerfütterung 8,6 : 1 im Futter. Das bedeutet gegenüber dem von KUBITZ und BAUER [34] angegebenen Verhältnis von 2 : 1 eine Abweichung zugunsten des Calciums. Davon vollkommen unterschiedlich war das durchschnittliche Verhältnis der retinierten Mengen bei den beiden Fütterungsarten; es betrug bei der Winterfütterung 8,9 Ca : 1 Mg, bei der Sommerfütterung aber 20,2 Ca : 1 Mg.

Durch die vermehrte Aufnahme und Retention von Phosphor und durch das Sinken der Calcium- und Magnesiumaufnahme bei der Sommerfütterung änderten sich die Verhältnisse der einzelnen Elemente zueinander sehr. Während der Winterfütterung bestand im aufgenommenen Futter ein durchschnittliches Ca : P-Verhältnis von 5,1 : 1 und ein P : Mg-Verhältnis von 1,9 : 1; während der Sommerfütterung standen Ca und P in einem Verhältnis von 2,7 : 1 und P und Mg in einem solchen von 3,4 : 1.

Wenn auch das Rind gegenüber den anderen Haustieren nicht so sehr empfindlich gegen ein hohes Ca : P-Verhältnis in der Nahrung ist, so dürfte doch auch der wachsende Wiederkäuerorganismus bei niedrigem Quotient, der etwa optimal 2 : 1 bis 1 : 1 betragen soll, eine bessere Entwicklung zeigen als bei hohem.

Diese Änderungen der Verhältnisse in der Fütterung erstreckten sich auch auf die retinierten Mengen, die bereits beim Ca : Mg-Verhältnis zum Ausdruck kamen. Die täglich im Körper verbliebenen Ca- und P-Mengen standen bei der Winterfütterung in einem Verhältnis von 4,8 : 1, bei der Sommerfütterung in einem von 1,4 : 1. Das Verhältnis des retinierten P : Mg betrug beim ersten Versuch 1,8 : 1, bei der Fütterung von der Weide 14,2 : 1.

In der Ausscheidung lag während der Winterfütterung ein Ca : P-Verhältnis von 5,5 : 1 in den Fäcees und 2,5 : 1 im Harn vor (Gesamtausscheidung 5,2 Ca : 1 P), während der Sommerfütterung ein solches von 4,3 : 1 in den Fäces und 7,3 : 1 im Harn (Gesamtausscheidung 4,4 : 1). Das Verhältnis hat sich also im Harn auffallend verschlechtert, während es im Kot eine Verbesserung zeigte. Das P : Mg-Verhältnis in der Ausscheidung betrug im ersten Versuch durchschnittlich 1,9 : 1 (Harn 0,14 : 1, Kot 2,7 : 1). In der Untersuchung während der Sommerfütterung war dieses Verhältnis durchschnittlich 1,5 : 1 (Harn 0,053 : 1, Kot 2,65 : 1).

Von besonderer Bedeutung ist es noch, die Verhältnisse dieser wichtigen Mineralstoffe in den dargereichten Futtermitteln zu erörtern. Im Heu bestand ein Ca : Mg-Verhältnis von 7,5 : 1, ein Ca : P-Verhältnis von 7,8 : 1 und ein P : Mg-Verhältnis von 0,95 : 1. Im Silofutter standen Ca und Mg in einem Verhältnis von 15,0 : 1, Ca und P in einem von 4,1 : 1 und P und Mg in einem von 3,7 : 1.

Das Grünfutter, das bei der Sommerfütterung verabreicht wurde, wies ein besseres, wenn auch nicht als ausreichend zu bezeichnendes Ca : P-Verhältnis auf, das 2,7 : 1 betrug. Das Ca : Mg-Verhältnis von 8,6 : 1 und das P : Mg-Verhältnis von 3,4 : 1 weichen im Durchschnitt gesehen nicht wesentlich von den beim Silofutter ermittelten Werten ab. Vergl. Tabelle.

Tabelle über die in der Winterfütterungs- sowie in der Sommerfütterungsperiode ermittelten Verhältniszahlen von Ca : P, Ca : Mg, und P : Mg in den Futtermitteln, in den retinierten Mengen und den Ausscheidungen.

	Ca : P	Ca : Mg	P : Mg
1. Gras der Sommerfütterung	2,7 : 1	8,6 : 1	3,4 : 1
2. Gesamtwinterfutter	5,1 : 1	9,6 : 1	1.9 : 1
3. Heu	7,8 : 1	7,5 : 1	0,95 : 1
4. Silofutter aus Gras	4,1 : 1	15,0 : 1	3,7 : 1
5. rentinierte Mengen in der Winterfütterung	4,8 : 1	8,9 : 1	1,8 : 1
6. rentinierte Mengen in der Sommerfütterung	1,4 : 1	20,2 : 1	14,2 : 1
7. durch den Kot ausgeschiedene Mengen in der Winterfütterung	5,5 : 1	15,0 : 1	2,7 : 1
8. durch den Kot ausgeschiedene Mengen in der Sommerfütterung	4,3 : 1	11,3 : 1	2,65 : 1
9. durch den Harn ausgeschiedene Mengen in der Winterfütterung	2,5 : 1	0,35 : 1	0,14 : 1
10. durch den Harn ausgeschiedene Mengen in der Sommerfütterung	7,3 : 1	0,4 : 1	0,053 : 1
11. Gesamtausscheidung im Winter	5,2 : 1	6,8 : 1	1,9 : 1
12. Gesamtausscheidung im Sommer	4,4 : 1	7,1 : 1	1,5 : 1

Eine weitere Auswertung dieser Verhältniszahlen ist z. Zt. nicht möglich, wird aber nach Abschluß weiterer Untersuchungen an anderer Stelle erfolgen.

Aus diesen Werten läßt sich ablesen, daß ein reichlicher relativer Überschuß von Calcium vorgelegen hat, der das äußerst schlechte Verhältnis von Ca : P bedingt. Hervorgerufen wurde dieses Mißverhältnis wohl vor allem durch die schlechte Gewinnung des Heus, bei der ein großer Teil des Phosphors aus dem Material ausgewaschen wurde. Beachtenwert ist die fast vollständige Übereinstimmung der Phosphorwerte in Silage und Grünfutter, die beide von den gleichen Wiesen gewonnen wurden wie das Heu.

Es läge nun nahe, den Phosphor bzw. sein Mißverhältnis zum Calcium für das Auftreten der krankhaften Erscheinungen am Ende der Winterfütterung verantwortlich zu machen, mindestens aber entscheidenden Einfluß ihm einzuräumen, zumal diese Tatsache das auffallendste Symtom war. Auch RUNNELS [15] berichtet, daß Phosphormangel hauptsächlich beim Rind auftritt und mit lecksuchtähnlichen Erscheinungen, Appetitlosigkeit, alieniertem Appetit, Abmagerung und Steifheit einhergeht. Obwohl das Ca : P-Mißverhältnis oft bei Lecksucht angetroffen wird, ist damit noch nicht gesagt, ob es sich hier um Ursache oder Wirkung handelt, sind doch aus der Pathologie verschiedenartige Folgen einer Störung des Calcium- und Phosphorstoffwechsels bekannt.

Neben diesen drei die Erdalkalialkalinität einer Nahrung bedingenden Elementen — Calcium, Phosphor und Magnesium, — deren Bedeutung in der

Nahrung und im tierischen Organismus in den vorhergehenden Abschnitten an Hand der in den Untersuchungen an Jungrindern ermittelten Bilanzwerte näher geschildert wurde, ist auch den einwertigen Ionen Kalium, Natrium und Chlor eine hohe Bedeutung im physiologischen Geschehen des Tierkörpers beizumessen. Auf die im einzelnen außerordentlich komplizierten Aufgaben, die die Alkalien und das Chlor im intermediären Stoffwechsel des Tieres zu erfüllen haben, soll hier nicht näher eingegangen werden. Erwähnt sei nur, daß der Stoffwechsel dieser Elemente nicht nur im Rahmen des Mineralstoffwechsels seine Begrenzung finden kann, daß es also nicht genügt, die Beziehungen zu anderen Elementen allein aufzuzeigen, sondern daß auch die weitverzweigten Wechselbeziehungen zum endokrinen System, zum Kohlehydratstoffwechsel und zur Muskel- und Nervenphysiologie in die Betrachtungen mit einbezogen werden müssen. Die Aufnahme dieser Mineralien erfolgt durch die Nahrung und zwar nehmen die Pflanzenfresser besonders große Mengen an *Kalium* mit den an diesem Mineral reichen Pflanzen auf. Unter diesen sind u. a. als kaliumreich anzusprechen: Kartoffeln, Rüben, Kleie und Grünfutter, als kaliumarm dagegen: Sauergräser, beregnetes Grün- und Rauhfutter, Blätter der Wurzelfrüchte sowie alle ausgelaugten Futtermittel wie Treber, Pülpe und Schnitzel.

Der in unseren Untersuchungen festgestellte Kaliumwert für Heu mit 2,34 % in der Trockensubstanz liegt innerhalb des von SCHARRER [16] angegebenen, bei Heu besonders großen Schwankungsbereiches von 0,5 bis 3,1 % in der Trockensubstanz. Ebenso weisen die Ergebnisse des Silofutters mit 1,58 %, sowie der Grasanalysen mit 1,54 bis 2,7 % Kalium in der Trockensubstanz auf einen normalen Gehalt hin. Von NEUMANN [17] angeführte Grasanalysen aus Holstein zeigen durchschnittliche Kaliummengen von 2,2 bis 2,8 % Kalium in der Trokkensubstanz. Untersuchungen von MORRISON [1c] ergaben Kaliumwerte von 1,26 bis 2,02 % in der Trockensubstanz und 0,35 bis 0,57 % Kalium in der Frischsubstanz. Die Werte stehen mit den eigenen Untersuchungen in guter Übereinstimmung.

Vergleicht man nun die gesamte Kaliumaufnahme beider Versuche, so zeigt sich, daß bei der Untersuchung unter Sommerfütterungsbedingungen die Aufnahme dieses Elementes mit der Nahrung (112 g Kalium/Tier/Tag) um 9,0 % über der der Winterfütterung (103 g Kaliumaufnahme/Tier/Tag) liegt. Da aber bei der Grünfütterung auch mehr Kalium ausgeschieden wurde, besonders durch den Harn, so beträgt die retinierte Kaliummenge nur 75 % der Menge, die während des Winterfütterungsversuches im Körper der Tiere verblieben war. (Winterfütterung 9,6 g Kalium/Tag/Tier retiniert = 9,34 % der Aufnahme; Sommerfütterung 7,2 g Kalium/Tier/Tag retiniert = 6,5 % der Aufnahme.)

Über den Bedarf des tierischen Organismus an Kalium liegt nur ein sehr spärliches Zahlenmaterial vor, im allgemeinen ist aber die dem Körper mit der Nahrung zugeführte Kaliummenge als reichlich zu bezeichnen. Beim Vergleich der von uns ermittelten Retentionszahlen mit denen von LINDBERG [18], der für den wachsenden Menschen einen täglichen „Umsatzbedarf" an Kalium von 12 bis 36 mg/kg Körpergewicht angibt, besteht eine gute Übereinstimmung.

Die Gesamtkaliumausscheidung im ersten Versuch betrug je Tier und Tag 93,4 g, davon wurden durch den Harn 77,2 g und durch den Kot 16,2 g ausgeschieden; die entsprechenden Zahlen für den zweiten Versuch sind: Gesamtausscheidung 104,8 g, Harn 90,0 g, Kot 14,8 g Kalium. Je kg Körpergewicht wurden 26 bis 34 mg Kalium täglich retiniert.

Im Gegensatz zum Kalium ist das *Natrium* in weit geringeren Mengen in der Nahrung der Tiere enthalten, besonders bei den Pflanzenfressern kommt es oft zu einem sehr weiten Verhältnis zwischen den aufgenommenen Kalium- und Natriummengen, das dann zum sogenannten Salzhunger dieser Tiere Anlaß geben kann. Dieser Salzhunger ist nach verschiedenen Autoren entweder als Folge des absoluten NaCl-Mangels aufzufassen oder aber auf die vermehrte NaCl-Ausscheidung durch die diuretische Wirkung des Kaliums zurückzuführen. Es dürfen wohl beide Erklärungen zusammen als gemeinsame Ursache angesehen werden.

Die Natriumgehalte der Futtermittel erwiesen sich auch bei unseren Untersuchungen als sehr gering mit 17,8 mg% für Heu, 7,5 mg% für die Grassilage und 5,7 mg% bis 6,8 mg% für Gras bezogen auf ursprüngliche Substanz. Nach SCHIEBLICH [19] ist Natrium in manchen Fällen in den Futtermitteln überhaupt nicht nachweisbar.

Bei der Betrachtung der Gesamtnatriumaufnahme war diese beim zweiten Versuch (3,87 g Na/Tier/Tag) etwa gleich der beim ersten (3,8 g Tier/Tag). Auch die Ausscheidungen sind etwa gleich, wobei allerdings eine Verschiebung der Ausscheidungsmenge vom Kot zum Harn festzustellen ist, ähnlich wie beim Kalium. Winterfütterung: Gesamtnatriumausscheidung/Tier/Tag 1,57 g, (im Harn 0,27 g, im Kot 1,3 g). Sommerfütterung: 1,54 g Gesamtnatriumausscheidung/Tier/Tag, (im Harn 0,89 g, im Kot 0,65 g.

Die errechnete Retention im Sommerfütterungsversuch ist auch etwa gleich der beim Winterfütterungsversuch (2,39 g/Tier/Tag = 63% der Einnahme). Die Natriumretention je kg Körpergewicht täglich lag bei 8,5 mg.

Das Kalium-Natrium-Verhältnis im Futter beider Versuche betrug 27 : 1, bzw. 28 : 1 das der Ausscheidung 59 : 1 bzw. 67 : 1.

Dieses Kalium : Natrium-Verhältnis in der Nahrung ist gegenüber den in der Literatur angegebenen Zahlen als viel zu hoch anzusehen. SCHACHT [20] hält für Pflanzenfresser einen Kalium : Natrium-Quotienten von 10 : 1 für normal und LINTZEL [21] gibt ein Verhältnis von 11 : 1 für das Rind an. Das Verhältnis der Natriumkotausscheidung zur Natriumharnausscheidung war im Sommer 1 : 1,38, im Winter 1 : 0,21.

Interessant sind in diesem Zusammenhang die Beobachtungen von CRASEMANN (l. c.), der feststellte, daß der Mineralstoffgehalt der einzelnen Futterpflanzen nur in engen Grenzen schwankt, unabhängig von Boden und Düngung, daß aber die Zusammensetzung des Pflanzenbestandes einer Grünfläche sehr von diesen Faktoren abhängig ist und damit an einem Mineralstoff reichere oder ärmere Pflanzen mengenmäßig überwiegen. Auf diese Art ist die Mineralstoffzusammensetzung von Gras oder Heu starken Schwankungen unterworfen. So wird z. B. durch andauernde einseitige Übergüllung von Wiesen die Pflanzenzusammensetzung zugunsten der kaliumspeichernden Korb- und Doldenblütler verschoben, es kommt zu einer Kaliumanreicherung im Grünfutter bzw. einer Natriumverarmung, die oft zu einer lecksuchtartigen Störung des tierischen Organismus führt.

Auf diese Verschiebung der Pflanzenzusammensetzung ist es wohl auch zurückzuführen, daß die im allgemeinen sehr geringen *Chlor*gehalte in dem „Gesamtfutter" von Wiesen und Weiden sehr starken Schwankungen unterworfen sind. So enthält z. B. Gras von Fettweiden wesentlich mehr Chlor als das von Magerweiden (KRUPSKI [22]).

Der Chlorgehalt, der bei unseren Versuchen verwendeten Futtermittel, war: Heu 0,15%, Grassilage 0,23%, Gras 0,19% Cl. Es liegt demnach der Chlorgehalt des Heues an der unteren Grenze der von SCHACHT (l. c.) angegebenen Durchschnittswerte.

Die Gesamtchloraufnahme betrug im ersten Versuch pro Tier und Tag durchschnittlich 34,0 g Cl, wovon 1,3 g durch die Fäces und 22,7 g durch den Harn wieder ausgeschieden wurden. Die Retention betrug 10,0 g = 29,4% der Einnahme.

Bei der Sommerfütterung war die Aufnahme an Chlor etwa doppelt so hoch (65,0 g/Tier/Tag), dagegen stieg die Ausscheidung durch den Harn bei ebenfalls erhöhter Cl-Ausscheidung durch den Kot (2,87 g Cl) auf 42,0 g. Also ein ähnliches Bild wie es schon beim Kalium und Natrium beschrieben wurde. Die Retention betrug hier 20,2 g (= 31% der Aufnahme). Die pro kg Körpergewicht retinierte Chlormenge beträgt 36 mg im Winterfütterungsversuch und 72 mg im Sommerfütterungsversuch.

Die Untersuchung der Futtermittel auf ihren Gehalt an *Schwefel* ergab: Heu 0,238%, Grassilage 0,031%, Gras 0,027%, Wasser 0,22 mg% Schwefel in der ursprünglichen Substanz.

Beim Vergleich mit den aus der Literatur (z. B. v. GRÜNINGEN [23]) bekannten Werten kann beim Heu eine gute Übereinstimmung festgestellt werden. Während für den Schwefelgehalt des Silagefutters keine Angaben gefunden wurden, liegen die für das verfütterte Gras gegenüber den bei MANGOLD [21] gemachten Angaben um 50% tiefer. Die Schwefelmengen können aber für die Ernährung als ausreichend erachtet werden. Es kommt bei all diesen Untersuchungen vor allem auf das Alter des Grases an, weil nach den aus der Literatur gefundenen Angaben sich in erster Linie der organische Schwefel (Methionin und Cystin) verändert, der ja wiederum von dem Eiweißgehalt der Futtermittel abhängig ist.

Die Gesamtschwefelaufnahme betrug je Tier und Tag im Durchschnitt 9,9 g im Winterfütterungsversuch, wovon 1,1 g wieder durch den Kot ausgeschieden wurden, 0,045 g erschienen im Harn, sodaß 8,7 g (= 88% der Einnahme) retiniert wurden. Im Sommerfütterungversuch konnte eine gleichbleibende Gesamtaufnahme beobachtet werden (9,2 g S/Tier/Tag) und auch die ausgeschiedenen und retinierten Mengen lagen in der angegebenen Größenordnung (Gesamtausscheidung 1,9 g/Tier/Tag, 16,2 g durch den Kot, 0,32 g durch den Harn, Retention 7,35 g/Tier/Tag). Die Retention pro kg Körpergewicht betrug ca. 27 bis 31 mg S.

Die wiederholt durchgeführten *Untersuchungen des Blutes* (5× in je 10 tägigem Abstand : 1× am Ende der Winterfütterung, 3× auf der Weide, 1× am Ende des Sommerfütterungsversuches) auf die angegebenen Substanzen führten zu folgenden Ergebnissen: Nach dem Austrieb der Tiere konnte ein anfängliches Absinken des *Calcium*- Serumspiegels beobachtet werden, der dann langsam wieder anstieg (11,3 mg% — 10,6 mg% — 12,8 mg%). Gleichlaufend damit ging ein Anstieg und späteres Absinken des Gesamtphosphors auf den Normalwert im Serum (18,8 mg% — 20 mg% — 17,8 mg%). Interessant ist dabei die Verschiebung der einzelnen Phosphorfraktionen zu beobachten: Der *Eiweißphosphor* zeigte eine Erhöhung von 9 auf 12,5 mg% und stellte sich dann bei etwa 10 mg% wieder ins Gleichgewicht ein; auf ihn ist dabei die beobachtete Steigerung des Gesamtphosphors zurückzuführen, denn der *säurelösliche Phosphor* erfuhr nach einer Senkung von 10,6 mg% auf 7,5 mg% eine abermalige Erhöhung auf ca. 8,7 mg%, wo er etwa konstant stehen blieb. Auch der *veresterte Phosphor* machte diese Verschiebung mit (4 mg% — 0,5 mg% — 2 mg%). Während der *anorganische Phosphor* keine Veränderungen zeigte (ca. 7 mg%), erfuhr der *Lipoidphosphor* eine allmähliche Senkung von 9 auf 4,5 mg%, die aber erst dann beobachtet wurde als die anderen Fraktionen sich bereits wieder auf ein etwa gleichbleibendes Niveau eingestellt hatten.

Die *Magnesiumwerte* im Blutserum zeigten bei den fortlaufenden Untersuchungen einen Anstieg, dessen Maximum mit 2,8 mg% (etwa 1½ Wochen nach dem Austrieb) erreicht war, es folgte dann ein allmähliches Absinken auf den Ausgangswert, der zwischen 1 und 1,8 mg% lag.

Der *Kalium*spiegel des Serums, der zwischen 22,1 und 27,6 mg% schwankte und der *Natrium*spiegel (316 bis 325 mg%) zeigten keine Besonderheiten.

Der *Chlor*spiegel des Blutes lag in beiden Untersuchungen zwischen 0,32 und 0,44%. Er zeigte beim Austrieb einen geringen Abfall, stieg dann langsam etwas über den Ausgangswert an und stellte sich dann wieder auf die Norm ein.

Die bei der Untersuchung des Plasmas gefundenen Werte für Gesamt*schwefel* lagen zwischen 3,65 und 4,48 mg%. Es wurden von uns wohl Schwankungen bei den einzelnen Tieren festgestellt, jedoch zeigte der Verlauf derselben kein einheitliches Bild in Abhängigkeit von der Umstellung von Winter- auf Sommerfütterung. Beim anorganischen Schwefel im Blut (1,77 bis 2,45 mg%) ist zu Beginn des Austriebs allgemein ein leichtes Absinken feststellbar, dem aber bis zum Ende des Versuches ein allmählicher Anstieg um durchschnittlich 0,4 mg% folgt. Beachtenswert ist dabei, daß dieser Anstieg eine Verminderung des organischen Schwefels um durchschnittlich 0,2 mg% zur Folge hat, der wohl in der ersten Linie als Verminderung der schwefelhaltigen Aminosäuren gedeutet werden muß.

Diskussion und Zusammenfassung

Es wird an Hand eines umfassenden Nährstoffbilanzversuches an 4 Jungrindern unter den Bedingungen der Winter- und Sommerfütterung (I. Mitteilung) untersucht, ob wiederholt in den Wintermonaten aufgetretene Lecksuchterscheinungen auf Abweichungen von den normalen Mineralstoffwechselabläufen zurückzuführen sein könnten. Bei einer in der absoluten Menge ausreichenden Versorgung mit Calcium, Phosphor und Magnesium lag in den Wintermonaten ein sehr schlechtes Ca : P-Verhältnis im Futter von 5,1 : 1 vor, das sich auch in den vom Körper retinierten Mengen ausdrückt (4,8 : 1). Während der Fütterung mit Wiesengras war diese Relation besser (2,7 : 1), aber immer noch, besonders für den wachsenden Organismus, nicht optimal (Retention 1,4 : 1).

Hinsichtlich der Versorgung der Jungrinder mit den Alkalien Kalium und Natrium ist bei einem Überangebot von Kalium eine sehr geringe Aufnahme von Natrium mit dem Futter feststellbar. Auch hier handelt es sich, wie bei der Ca-P-Relation um Verhältnisse, die gegebenenfalls als Grund für die Schwierigkeiten in der Rinderaufzucht und das Auftreten der Lecksuchterscheinungen angenommen werden können.

Die Untersuchungen der Bilanzen von Chlor und Schwefel lassen keine Besonderheiten erkennen.

Wiederholt durchgeführte Untersuchungen des Blutes auf seinen Gehalt an Calcium, Phosphor und seine Fraktionen, Magnesium, Kalium, Chlor und Schwefel, ließen bei der Umstellung auf Sommerfütterung sehr interessante Verschiebungen erkennen. Das Calcium im Blutserum zeigte nach einem anfänglichen Absinken seines Wertes später einen allmählichen Anstieg. Gleichlaufend damit ging ein Anstieg und späteres Absinken des Gesamtphosphor auf den Normalwert im Serum. Hierbei zeigten die einzelnen Phophorfraktionen (Eiweißphosphor, säurelöslicher Phosphor, veresteter Phosphor, anorganischer Phosphor und Lipoidphosphor) jedoch ein sehr unterschiedliches Verhalten. Die Magnesiumwerte im Blutserum verhielten sich umgekehrt wie die des Calcium, auf einen leichten Anstieg erfolgte ein langsames Absinken.

Während Kalium und Chlor in der Untersuchungszeit keine Besonderheiten im Blut zeigten, war beim anorganischen Schwefel nach einem anfänglichen leichten Absinken der Werte ein Anstieg bis über die Norm hinaus sichtbar. Gleichzeitig mit diesem Anstieg war eine Verminderung des organischen Schwefels zu beobachten.

Literatur

[1] KRAMER, B. TISDALL, F. u. DE WAARD: J. of biol. Chem. *47*, 475 (1921), 48, 223 (1921).
[2] FISCE, C. H. u. SUBARROW, J.: J. of biol. Chem. *59*, 322 (1924).
[3] BOMSKOV, C.: Z. Physiol. Chem. *202*, 32 (1931).
[4] KRAMER, B. TISDALL, F.: J. of biol. Chem. *46*, 339 (1921).
[5] BALINT, M.: Biochem. Z. *150*, 424 (1924).
[6] VOLHARD, Zit. n. RUSZCZYNSKI, P.: Leitfaden f. Biochem. Mikrometh., Bln. 1926 i. Selbstverl. d. vereinigten Fabr. f. Lab. Bed.
[7] LETONOFF, T. V. u. REINHOLD, J. G.: J. of biol. Chem. *114*, 147 (1936).
[8] CRASEMANN, E.: Vortrag, Zürich 1950.
[9] MORRISON, F. B.: Feeds and Feeding. Ithaca, N. Y. The Morrison Publishing Comp. (1940).
[10] KRIEGER, M. u. STEENBOCK, D.: J. of Nutr. *21*, 213 (1941).
[11] MC CAUCE, R. und WIDDOWSEN, E.: Nature, Lond. *153*, 650 (1944).
[12] HUTYRA, F. MARCK, J. MANNINGER, R.: Spez. Path. u. Ther. der Haustiere, 9. Auflage, Verl. Fischer, Jena 1945.
[13] KLIMMER, M.: Fütterungslehre II 259 (1924).
[14] KUBITZ, H. u. BAUER, H.: Tierärztl. Umschau 3/4, 46, 1951.
[15] RUNNELS, A.: Animal Pathol. 1946.
[16] SCHARRER, K.: Die biochem. Grundlagen der Tierern. Sammlung chem. u. chem.-techn. Vorträge von R. PEUMER, Erlangen *51*, 1950, Verl. Enke, Stuttgart.
[17] NEUMANN, H. G.: Diss. München-Kiel 1949.
[18] LINDBERG, G.: Z. f. Kinderheilk. *16*, 90 (1917).
[19] SCHIEBLICH, M.: Tierheilkd. u. Tierzucht *4*, 30 (1927).
[20] SCHACHT, W.: Dipl. Arb. Kiel 1948.
[21] LINTZEL, W.: Tierheilkunde und Tierzucht *54*, 414 (1936).
[22] KUPSKI, A. et al: Schweizer Arch. f. Tierheilk. 89, 476 (1947).
[23] VON GRÜNINGEN, F.: Landw. Monatshefte Schweiz 13, H. 12, 1945.
[24] BRÜGGEMANN, J. u. DREPPER, K.: Arch. f. Tierernährung. Beiheft 5. 1954. Festschr. für A. SCHEUNERT.

Eingegangen am 10. Juni 1954

Aus dem Institut für Physiologie und Ernährung der Tiere der Universität München
(Vorstand: Prof. Dr. Dr. JOHS. BRÜGGEMANN)

J. BRÜGGEMANN, K. DREPPER und J. TIEWS

Stoffwechseluntersuchungen an jungen Rindern

III. Mitteilung: Über den Stoffwechsel von Eisen, Kupfer, Mangan, Kobalt, Jod und Carotin bei gleichzeitiger Durchführung eines Gesamtnährstoffbilanzversuches *)

Die in den letzten Jahren gewonnene Erkenntnis, daß nicht nur die altbekannten Bauelemente wie Kohlenstoff, Sauerstoff, Wasserstoff, Stickstoff, Schwefel, Phosphor, Calcium, Magnesium, Kalium und Natrium für die Erhaltung des pflanzlichen und tierischen Lebens notwendig sondern auch noch die sogenannten Spurenelemente erforderlich sind, ließ es wünschenswert erscheinen, im Rahmen des Nährstoffbilanzversuches auch Untersuchungen über den Stoffwechsel einiger dieser Elemente durchzuführen.

Zu den lebensnotwendigen Spurenelementen, die schon in sehr niedrigen Konzentrationen einen Einfluß auf das gesamte Stoffwechselgeschehen als Katalysatoren und Regulatoren auszuüben vermögen, die teilweise zum Aufbau von Vitaminen, Fermenten und Hormonen unentbehrlich sind, zählen: Cu, Fe, Co, Mn, Mo, Zn, B, Si, V und J. Der Mangel oder das Fehlen eines dieser lebensnotwendigen Spurenelemente führt bei Pflanze und Tier zu den verschiedenartigsten Wachstumsstörungen und Ausfallserscheinungen.

Über den Wirkungsmechanismus der Spurenelemente ist noch wenig bekannt, aber auch über die normale Höhe der Aufnahme durch das Futter, der Retention und Ausscheidung bei unseren Großtieren liegen noch wenig Angaben vor; viel weniger noch über den Bedarf. Dabei ist zu bedenken, daß hier auch der Kreislauf Boden, Pflanze, Tier von entscheidender Bedeutung ist, nicht nur in Beziehung auf die Konzentration der Spurenelemente an sich, sondern auch andere Faktoren wie Reaktion des Bodens, Bodenbakterienflora und das Verhältnis der Spurenelemente zueinander und zu den anderen Mineralstoffen werden hier einen bedeutenden Einfluß ausüben. So erschien es uns von besonderem Interesse, ob aus Bilanzversuchen an Rindern, die auf Moorboden großgezogen wurden, hervorgeht, ob die in diesen Gegenden häufig beobachteten Mangelkrankheiten mit dem allgemeinen Erscheinungsbild der Lecksucht auf ein eindeutiges Fehlen oder eine schlechte Ausnutzung eines einzelnen oder mehrerer Spurenelemente zurückzuführen ist. Hierzu wurden an 4 Rindern, die teilweise Lecksuchterscheinungen aufwiesen, in einer Versuchsanordnung, wie

*) Die Arbeit wurde durch Gewährung von ERP-Mitteln unterstützt, wofür wir auch an dieser Stelle unseren ergebensten Dank sagen möchten.

sie bereits in der I. Mitteilung[19] geschildert wurde, die Aufnahme und Ausscheidung von Fe, Cu, Mn, Co, J und außerdem von Carotin untersucht und zwar einmal bei Winterfütterung und dann bei Sommerfütterung.

Experimenteller Teil

In der I. Mitteilung wurde bereits die genaue Anordnung des Tierversuches geschildert, so daß hier nur kurz die analytischen Verfahren zu Bestimmung der Spurenelemente und des Carotins zitiert seien.*

1. *Eisen* nach LACHS und FRIEDENTHAL[1]. Oxydation, Bildung von rotem Ferrirhodanid und Messung im Stufenphotometer.
2. *Kupfer* nach ROBINSON[2]. Bildung einer Gelbfärbung mit Diäthyldithiocarbamat, Ausschütteln mit Isoamylalkohol und Messung im Stufenphotometer.
3. *Mangan* nach SKINNER und PETERSON[3]. Oxydation mit Kaliumpersulfat zu Kaliumpermanganat und Messung im Stufenphotometer.
4. *Kobalt* modifiziert nach KIDSON, ASKEW und DIXON[4]. Oxydation des Kobalts und Bildung einer roten Farbkomplexverbindung mit Nitroso-R-Salz.
5. *Jod* nach CHANEY[5]. Nasse Veraschung der organischen Substanz mit Chromschwefelsäure. Reduktion der entstehenden Jodsäure zu Jod und Titration desselben nach Destillation.
6. *Carotin.* Extraktion mit Benzin-Methanol-Äthergemisch, chromatographische Reinigung über Kartoffelstärke und Messung des Gelbwertes im Stufenphotometer (unter Verwendung des Spektralfilters S 47).
7. *Vitamin A.* Extraktion und Chromatographie wie bei Carotin, Messung mit der *Carr-Price-Reaktion* im Stufenphotometer unter Berücksichtigung des auf den Carotinanteil zurückgehenden Blauwertes.

Besprechung der Versuchsergebnisse

Der Übersicht halber wurden die Werte über Höhe der Aufnahme, Retention und Ausscheidung der einzelnen untersuchten Spurenelemente in den Tabellen der I. Mitteilung mit den entsprechenden Werten der anderen Futtermittelinhaltsstoffe gemeinsam aufgeführt und dort zusammengefaßt.

Welche Bedeutung gerade dem *Eisen* im Stoffwechselgeschehen des Tieres zukommt, ist bereits länger bekannt. Man möge nur an die Unentbehrlichkeit für den Aufbau des Hämoglobins und der für die innere Atmung dienenden Fermente denken. So wurde auch bei Eisenmangelkrankheiten, wie sie besonders bei Schweinen von MC GOWAN, CRICHTON[6] beobachtet wurden, folgende Krankheitserscheinungssymptome u. a. geschildert: Blutarmut, angestrengte Atmung, Herzhypertrophie und fettigentartete Leber. Bei Rindern kommen derartig extrem ausgebildete Eisenmangelkrankheiten bei üblicher Haltung

*) Den Herren BADER, J.; POLANSKI, H. und SIMON, M. sei für die experimentelle Mitarbeit gedankt.

nicht vor. Wenn gerade bei Mangelböden der Eisenbedarf der Rinder nicht gedeckt wurde, so ist wohl auch nur ein geringgradiger Mangel vorhanden und somit auch nur ein verschwommenes Krankheitserscheinungsbild zu beobachten.

Der Eisengehalt ist in den verschiedenen pflanzlichen Futtermitteln je nach Bodenbeschaffenheit, Pflanzenart und Düngung großen Schwankungen unterworfen. Die in der Literatur angegebenen Werte für Silage schwanken zwischen 3,2 und 16,3 mg%, der von uns ermittelte Wert lag bei 3,9 mg% Fe. Im Heu sind Literaturangaben zwischen 4,6 und 25,2 mg % Fe angegeben (MORRISON [7]); unser Wert beträgt ca. 13,9 mg% Fe. Der von uns im Gras ermittelte Wert von 2,3 mg% Fe liegt an der unteren Grenze der aus der Literatur bekannten Angaben, die zwischen 2,4 und 55,6 mg% Fe schwanken (MACH und HERMANN u. a. [8]).

Diese Zahlen zeigen, daß in unserem Versuch hauptsächlich Futtermittel zur Anwendung gelangten, deren Eisengehalt als äußerst niedrig anzusprechen ist.

Die durchschnittlich an Eisen aufgenommene Menge betrug während der ersten Versuchsperiode täglich bei den 4 Rindern im Durchschnitt 860 mg Fe, davon fanden sich 193 mg Fe täglich im Kot wieder, während im Harn in Übereinstimmung mit der Literatur nur Spuren Eisen ausgeschieden wurden (0,35 mg Fe/Tier/Tag). Die nach Abzug der Ausscheidungswerte täglich im Organismus verbliebene Menge dieses Minerals betrug durchschnittlich 668 mg Fe = 77% der Einnahme. Diese Werte sind verglichen mit denen von BRÜGGEMANN und KIRSCH [9], die einen Erhaltungsbedarf von 900 mg Fe täglich für ein 550 kg schweres erwachsenes Rind fordern, als zu niedrig anzusprechen, vor allem da man berücksichtigen muß, daß der Bedarf an diesem Spurenelement während der Wachstumsperiode ein wesentlich höherer ist als der des ausgewachsenen Tieres.

Die während des Bilanzversuches von den Tieren aufgenommene Menge Eisen betrug bei den Rindern durchschnittlich 770 mg/Tier/Tag. Die Eisenausscheidung mit dem Kot war bei allen Tieren bedeutend höher als in der Winterfütterungsperiode und erreichte einen Wert von durchschnittlich 344 mg Fe. Auch die durch den Harn ausgeschiedenen Eisenmengen betrugen bei den Rindern in der 2. Versuchsperiode ein Mehrfaches von dem beim 1. Bilanzversuch ermittelten Werten (durchschnittlich 1,63 mg Fe), doch blieben sie durchaus noch innerhalb der physiologischen Grenzen. Die täglich an Eisen im Organismus verbliebene Menge bei der Sommerfütterung lag bei nur 424 mg Fe = 55% der Einnahme. Wie aus einem Vergleich dieser Werte mit den entsprechenden des 1. Versuches leicht zu ersehen ist, hat sich die Eisenversorgung bei den Versuchstieren durch die Umstellung auf Grünfutter nicht unbedeutend verschlechtert.

Die verminderte Retention an Eisen bei der Sommerfütterung gegenüber der Winterfütterung ist wohl dadurch zu erklären, daß das Eisen aus dem stengelreichen, spröden Grünfutter schwieriger durch den tierischen Organismus herauslösbar ist als aus der durch langdauernde Gärungsprozesse gewissermaßen schon vorverdauten Silage. Eine Verminderung der Resorption dieses Spurenelementes infolge besserer Auffüllung der Eisendepots des Körpers dürfte bei der langanhaltenden äußerst knappen Versorgung der Tiere mit diesem Mineralstoff zur Erklärung der vermehrten Ausscheidung von Eisen durch den Kot und Harn während der Grünfütterung nicht in Frage kommen. Vielleicht ist aber der Körper durch den fortlaufenden Mangel bereits so in seinem Stoffwechselablauf gestört, daß er nicht mehr in der Lage ist, die nötige Eisenmenge aus dem Futter herauszulösen, daß also die Ausnutzung mit steigendem Mangel immer schlechter wird. Auf jeden Fall ist es wahrscheinlich, daß die zu knappe Eisenzufuhr mit ein Grund für die bei den Rindern beobachteten Krankheitserscheinungen darstellt, wobei speziell die an den porzellanweißen Konjunktiven ersichtliche Blutarmut auf den herrschenden Eisenmangel hindeutet.

Die katalytische Bedeutung der Spurenelemente ist am Beispiel des Kupfers besonders deutlich. Kupfer wird für die Blutbildung benötigt, es wirkt katalytisch bei der Hämoglobinsynthese. So konnte experimentell bei Kleintieren durch Cu-Mangel Anämie hervorgerufen werden. Das äußere Erscheinungsbild des Cu-Mangels weicht jedoch bei den verschiedenen Tierarten voneinander ab. So äußert sich Cu-Mangel beim Rind in dem mehr allgemeinen Symtom der Lecksucht, während er beim Lamm zu Degenerationserscheinungen im Rückenmark mit Demyelinisation in der weißen Gehirnsubstanz führt, was klinisch durch Ataxie und Lähmung erkenntlich ist.

Die von uns festgestellten *Kupfer*-Konzentrationen in den einzelnen Futtermitteln, stehen in guter Übereinstimmung mit den Literaturangaben (FISCHER [10], HÜGI [11]): Heu 0,54 mg%, Silage 0,058 mg%, Gras 0,054 mg% Cu in der ursprünglichen Substanz.

Es ist also auf Grund der Übereinstimmung im Kupfergehalt mit den Werten anderer Futtermittel, die nicht wie in unserem Versuch auf einem Moor-(Mangel-) boden gewachsen sind, anzunehmen, daß das verabreichte Futter in Bezug auf seinen Kupfergehalt vollwertig war.

Im Bilanzversuch wurde täglich durchschnittlich 18,5 mg Cu/Tier/Tag aufgenommen. 6,1 mg Cu = 33% der Einnahme wurden davon retiniert. Nur 1 Tier, das keine Gewichtszunahme aufwies, zeigte eine negative Kupferbilanz, es schied 17% mehr Kupfer aus, als die Einnahme betrug. Im 2. Versuch war aber auch bei diesem Tier die Kupferbilanz positiv. Die Werte für die Aufnahme und Retention zeigten dabei für alle Tiere eine gute Übereinstimmung mit denen während der Winterfütterung; (durchschnittliche tägliche Aufnahme 18,6 mg Cu/Tier/Tag; Retention 6,3 mg Cu = 34% der Einnahme).

Im 1. Versuch betrug die Gesamtausscheidung 12,4 mg Cu, davon im Harn 1,42 mg und im Kot 11,0 mg. Bei der Sommerfütterung war die Gesamtausscheidung 12,3 mg (Harn 3,0 mg, Kot 9,3 mg). Die Aufnahme pro kg-Körpergewicht betrug im Winter 0,021 mg Cu, im Sommer 0,022 mg Cu täglich.

Aus der gleichmäßigen Kupferbilanz sowohl bei Winter- als auch bei Sommerfütterung und aus der konstanten Kupferretention könnte wohl geschlossen werden, daß in unseren Versuchen der Kupferbedarf der Tiere gedeckt war. Ob die Aufnahme an diesem Spurenelement wesentlich höher lag, als der wirkliche Bedarf, ist ungeklärt, da Kupferbedarfszahlen für wachsende Rinder nicht bekannt sind.

Als Folge einer im Vorjahr erfolgten Mangandüngung wies das Winterfutter einen ausgesprochenen Reichtum an *Mangan* auf. Besonders hoch erscheint der Gehalt im Heu mit 80,7 mg% in der Trockensubstanz bzw. 70,5 mg% in der ursprünglichen Substanz. Bei den Grasuntersuchungen ist eine Abnahme des Mangangehaltes bei den später entnommenen Proben von 6,8 auf 3,3 mg% in der ursprünglichen Substanz festzustellen. Dagegen hat sich der Mangangehalt bezogen auf Asche von 440 uf 623 mg% erhöht. Diese Abnahme des Mangangehaltes in der ursprünglichen Substanz mit steigendem Gehalt in der Asche, wurde auch von ERKAMA [12] beschrieben. Im Vergleich mit Untersuchungen NEUMANNS [13] kann festgestellt werden, daß die Werte für das Gras innerhalb der von ihm angegebenen Grenzen (0,053 — 11,6 mg% in der ursprünglichen Substanz) liegen, dagegen wurde bei Heu fast der 10-fache Wert seiner Angaben gefunden. Der Gehalt der Grassilage betrug 3,7 mg% in der ursprünglichen Substanz.

Beim Sommerfütterungsversuch betrug die Manganaufnahme im Vergleich zum Winterfütterungsversuch nur ca. 20% (0,40 g Mn/Tier/Tag im Sommer, 2,2 g Mn/Tier/Tag im Winter). Die im Körper retinierte Menge betrug ebenfalls nur 19% der Menge, die der Körper im Winterfütterungsversuch zurückgehalten hatte (1,14 g im Winter = 51% der Aufnahme, 0,204 g im Sommer = 50% der Aufnahme). Die Ausscheidung des Mangans erfolgte nur durch den Kot und zwar im Winter 1,06 g Mn/Tier/Tag und im Sommer 0196 g Mn/Tier/Tag. Die Manganaufnahme lag im Winter bei 4 mg, im Sommer bei 0,75 mg täglich.

Es ist erstaunlich bei diesen Bilanzergebnissen des Mangans, daß unabhängig von der aufgenommenen Manganmenge immer der gleiche Prozentsatz retiniert und ausgeschieden wird; sämtliche Werte der Sommerfütterung liegen bei 20% der Werte aus der Winterfütterung. Da hier ein besonders reichliches Manganangebot vorlag und hier wie bei der Sommerfütterung auch 50% des Mangans vom Körper zurückgehalten wurde, muß daraus geschlossen werden daß das Rind doch über ein Mangandepot verfügt. Das Manganspeicherungsvermögen ist in der Literatur noch ein umstrittenes Problem.

Cobalt, dessen wichtige Rolle für die Blutbildung erst in jüngster Zeit durch die Entdeckung und die Kenntnis der Zusammensetzung des Vitamin B_{12} aufgedeckt wurde, ist besonders für die Wiederkäuer lebensnotwendig. BERSIN und BELLER [14] und MARSTON und LEE [15] sind auf Grund ihrer Versuche der Ansicht, daß es sich bei der Cobaltmangelkrankheit der Wiederkäuer um eine hochgradig gestörte Vitamin B_{12}-Synthese handelt, die normalerweise durch bestimmte Bakterien des 2. Vormagens dieser Tiere ausgeführt wird, die nur bei genügender Cobaltzufuhr mit der Nahrung lebensfähig sind. Gaben von täglich 100 γ Cobalt konnten die Cobaltmangelerscheinung bei Schafen wieder aufheben.

In unserem Versuch wurde den Rindern Futter mit folgendem Co-Gehalt verabreicht:

Die Grassilage wies einen *Cobalt*gehalt von 0,3 γ% auf, das Heu 2,0 γ% und das Gras 0,3 γ% Co in der ursprünglichen Substanz.

Die durchschnittliche tägliche Aufnahme an diesem Spurenelement lag während der 1. Versuchsperiode bei den Tieren bei 170 γ Cobalt. Die tägliche Cobalt-Ausscheidung mit dem Kot betrug 26 γ Cobalt; durch den Harn erfolgte keine Ausscheidung dieses Elementes.

Die im Organismus verbliebene Tagesmenge an Cobalt betrug im Winter durchschnittlich 144 γ Co = 85% der Einnahme. Ein Vergleich der dann folgenden Versuchsperiode mit der Sommerfütterung zeigt, daß durch die Umstellung bei allen Tieren eine Verbesserung der Cobaltversorgung eingetreten ist (aufgenommene Menge 196 γ Cobalt, ausgeschiedene Menge 25 γ Cobalt, retinierte Menge 171 γ Cobalt = 87,5%). Pro kg-Körpergewicht wurden retiniert 0,51 γ Cobalt täglich im Winter und 0,61 γ Cobalt im Sommer.

Es muß aus den gewonnenen Daten und dem Vergleich mit den nur spärlichen Angaben der Literatur angenommen werden, daß die den Tieren zugeführte Cobaltmenge höchstens, wenn überhaupt den Minimalbedarf der Tiere an Cobalt deckt. Da der Erhaltungsbedarf für Schafe ca. 100 γ Cobalt beträgt, sind die gefütterten 170—195 γ Cobalt für wachsende Rinder als sehr niedrig anzunehmen.

Nach der Schilderung der Bilanz der Schwermetallspurenelemente soll zunächst diejenige des Jod in unseren Tierversuchen beschrieben werden. Die Lebensnotwendigkeit des Jods für das tierische Lebewesen ist schon durch dessen Aufgabe zur Synthese des Thyroxins gegeben. In dieser Form beeinflußt das Jod den ganzen Stoffwechsel des Tierkörpers. Ob das Jod für das Wachstum der Pflanze unentbehrlich ist, ist bis heute nicht geklärt.

Die in den Untersuchungen festgestellen *Jod*gehalte (Heu 66,6 γ%, Silage 13,0γ%, Gras 11,0 γ%, Wasser 2 γ%), stimmen im wesentlichen mit den von SCHARRER und SCHWAIBOLD [16] ermittelten überein. Im Gegensatz dazu liegen die von FELLENBERG [17] um etwa 30 bis 50% tiefer, wohl bedingt durch die unterschiedlichen Standorte und Bestimmungsverfahren. Der relativ hohe Gehalt des Trinkwassers ist durch die Nähe der Jodquellen von Bad Tölz bedingt, in denen bis zu 42,4 mg% Jod gefunden wurde.

Es wurde von den Jungrindern täglich mit dem angebotenen Winterfutter 3,55 mg Jod aufgenommen und davon 0,6 mg = 17% der Aufnahme retiniert. Die Ausscheidung durch die Faeces betrug 2,7 mg Jod/Tier/Tag, durch den Harn etwa 0,25 mg/Tier/Tag. Bei der Sommerfütterung zeigte sich bei geringem Ansteigen der Gesamtaufnahme (durchschnittlich 3,85 mg Jod) auch ein leichtes Ansteigen der Gesamtausscheidung (2,58 mg im Kot und 0,51 mg im Harn), mit einem etwas höheren Wert der im Körper verbliebenen Jodmenge (0.76 mg = 20% der Gesamtaufnahme).

Da die gefundenen Jodwerte in keinem großen Gegensatz zu den Literaturangaben stehen und der Moorboden an sich keinen Jodmangel aufweist, kann angenommen werden, daß die Versorgung der Tiere mit Jod günstig und der Grund für die Entwicklungs- und Aufzuchtstörungen in einem anderen Umstand, nicht in einem Jodmangel zu suchen ist.

Außer den genannten Spurenelementen und den in beiden vorhergehenden Veröffentlichungen aufgeführten Futterbestandteilen wurde noch die Carotin-Vitamin A-Bilanz bei den Rindern verfolgt.

Der *Carotingehalt* der untersuchten Futtermittel lag für Heu bei 0,27 mg%, für Grassilage bei 4,34 mg% und bei dem im Beispiel der Sommerfütterung zur Aufnahme gelangten Weidegrasgemisch bei 2,37 mg%.

Dabei ist der analysierte Carotinwert für das im ersten Versuch verfütterte Heu als außerordentlich niedrig zu beurteilen. (⌀-Literaturwert = 1,8 mg% Carotin, BECKER[18], MORRISON (l. c.).

Der Carotingehalt des Grasgemisches liegt bezüglich seiner Höhe etwa in der Mitte der Literaturangaben, wo er zwischen 1,25 und 5,2 mg% in Abhängigkeit von der Zusammensetzung und dem Blattreichtum angegeben ist.

Die Menge des aufgenommenen Carotins betrug pro Tier und Tag durchschnittlich 605 mg, im 2ten Versuchsabschnitt (Sommerfütterung) 807 mg.

Der tägliche Minimalbedarf an Provitamin A wird von den oben angegebenen Autoren zwischen 13 und 36 mg für Jungrinder angegeben. Die von uns ermittelten Aufnahmewerte für Carotin liegen dementsprechend weit über den aus der Literatur bekannten Zahlen.

Die von den Versuchstieren zurückgehaltenen, also nicht wieder ausgeschiedenen Carotinmengen waren bei beiden Untersuchungen sehr unterschiedlich (1. Versuch 170,5—239 mg; 2. Versuch 121,3—168 mg/Tier und Tag). Auch diese Retentionswerte liegen noch weit höher, als die in der Literatur angegebenen Bedarfszahlen.

Es ist jedoch hierbei in Rechnung zu stellen, daß die von uns errechnete Carotinretention zwangsläufig neben der tatsächlichen Resorptionsgröße auch die Carotinanteile erfaßt, welche möglicherweise im Verlauf der Darmpassage durch oxydative Zersetzungen in Verlust geraten.

Der Umfang dieser möglichen Zerstörung muß bei derartigen Tierversuchen unbekannt bleiben und kann daher in seiner Höhe auch nicht annähernd beurteilt werden.

Neben den oben bezeichneten Carotinwerten wurden im Kot fast in allen Fällen bemerkenswerte Mengen an reinem Vitamin A ausgeschieden, die ihrer Provenienz nach aus dem Tierkörper, nicht jedenfalls aus dem rein pflanzlichen Kostregime stammen konnten.

Ob es sich hier um eine Exkretion des Vitamin A über die Darmsekretion handelt, konnte nicht sicher entschieden werden. Die wiederholte Untersuchung von Gallensekret zeitigte in dieser Richtung keine positiven Ergebnisse.

Es darf aber auch diskutiert werden, daß es sich bei den in den Faeces analysierten Vitamin-A-Mengen um mit abgeschilferten Darmepithelen in Verlust geratenes Vitamin A handelt, gerade weil Befunde der neueren Zeit für eine Umwandlung des Carotins in das biologisch wirksame Vitamin A innerhalb der Darmschleimhaut sprechen.

Berücksichtigt man in der obigen Carotinbilanz, die gleichzeitig mit ausgeschiedenen Mengen Vitamin A unter Zugrundelegung eines vertretbaren Umrechnungsschlüssels von 1 γ Vitamin A-Alkohol = 2 γ β-Carotin, so ergibt die Bilanz im Winter eine tägliche Retention von nur 111 mg Carotin, im Beispiel der Sommerfütterung einen Carotinretentionswert von nur 45 mg.

Die tägliche Ausscheidung im Kot betrug im Winter durchschnittlich 388 mg Carotin und 58,2 mg Vitamin A (Gesamtausscheidung berechnet auf Carotin = 493 mg Carotin), im Sommer durchschnittlich 670 mg Carotin und 48 mg Vitamin A (Gesamtausscheidung berechnet auf Carotin = 760 mg Carotin).

Die bei oberflächlicher Betrachtung im Vergleich zur Winterfütterung relativ niedrigen Aufnahmezahlen für Carotin bei Beginn der Sommerfütterung finden ihre Erklärung in der zumindest bezüglich ihres Carotingehaltes guten Qualität der während der Winterfütterung in hohen Dosen dargereichten Grassilage.

Es darf hier Erwähnung finden, daß die im Monat März bis April verfütterte Grassilage bei 64% Wassergehalt und einem Carotingehalt von 4,3 mg% bei Umrechnung auf Trockensubstanz noch einen Gehalt von 125 mg Carotin/kg aufzeigte; eine Gehaltszahl, wie wir sie selbst bei guten Luzernegrünmehlen um diese Jahreszeit nicht höher erwarten dürfen. In vielen Fällen dürfte ein Vergleich sogar für Trockengrünmehle negativ enden, zumal wenn man die bezüglich des hier silierten Grasgemenges ungünstigen Vegetationsverhältnisse auf kärglichen Hochmoorböden anzieht.

Keine sichere Erklärung jedoch kann unsererseits für die im Vergleich zur Winterfütterung geringen Retentionswerte an Carotin im Beispiel der Sommerfütterung gegeben werden. Es müssen die folgenden Möglichkeiten in Betracht gezogen werden:

1. Umfangreiche Zerstörung des Carotins im Magen-Darmkanal und damit Vortäuschung einer höheren Carotinresorption während der Winterfütterung (veränderte Bakterienflora, Labilität des Carotins infolge Lagerung).
2. Tatsächlich höherer Vitamin A-Bedarf während des Winters.
3. Geringere Zerstörung des Carotins im Magen-Darmkanal während der Grünfütterung (frisches Futter, schnelleres Passieren des Darmrohres).
4. Geringere Resorptionsfreudigkeit während des Versuchsbeispieles mit Sommerfütterung infolge Anfüllung der Speicher in den ersten Tagen der Weidehaltung.

Bezüglich des Punktes 4 sei auf den weiter unten mitgeteilten, vorübergehenden Anstieg des Carotinspiegels im Blute während des Weideganges hingewiesen.

Neben diesen Bilanzversuchen, die ein Bild des äußeren Stoffwechsels der untersuchten Stoffe vermitteln, werden die Konzentrationen von Eisen, Jod, Vitamin A und Carotin in 5 Blutproben, eine am Schluß der Winterfütterung, drei während der Zwischenperiode auf der Weide und eine am Ende des Sommerfütterungsversuches, untersucht. Mangan, Cobalt und Kupfer konnten aus arbeitstechnischen Gründen nicht im Blut ermittelt werden.

Die eingehende Studie des Blut-Jod-Spiegels ergab Schwankungen von 10,6—14,2 γ % Jod, von denen 7—11 γ % als Eiweißjod festgestellt wurden (Fällung des Eiweiß mit Zinksulfat und Natronlauge). Ein einheitliches Reagieren auf die Futterumstellung bzw. eine gemeinsame Abhängigkeit von fortschreitendem Wachstum konnte jedoch nicht beobachtet werden. Die Blut-Jod-Werte zeigen eine gute Übereinstimmung mit der Literatur.

Der Carotinspiegel im Blut betrug während des 1. Bilanzversuches zwischen 163,8 und 283 γ %, stieg während des Weidegangs um durchschnittlich 150 γ % an und sank dann bei Beginn der Grünfütterung im Stall (2. Bilanzversuch) auf 252—378 γ % wieder ab, obgleich die Tiere auch im Stall Grünfutter bis zur Sättigung aufnehmen konnten. Eine Erklärung für diese Erscheinung kann zur Zeit nicht angegeben werden. Der Vitamin A-Blutspiegel zeigte keine Abhängigkeit von der Grünfütterung und blieb relativ konstant bei 50 γ %.

Zusammenfassung:

Das Verhalten von Eisen, Kupfer, Mangan, Cobalt, Jod, Carotin und Vitamin A im Stoffwechsel junger Rinder wurde unter den Bedingungen der Winter- und Sommerfütterung auf einem Hochmoorboden des bayerischen Voralpenlandes untersucht.

Als Ergebnis der Untersuchung wurde eine recht knappe Eisenversorgung der Tiere bei Winter- und noch mehr bei Grünfütterung festgestellt.

Die Kupferversorgung erschien spärlich; der Ausnutzungsgrad war ein sehr schlechter.

Infolge der im Vorjahr erfolgten Mangandüngung war das Angebot an diesem Spurenelement überreichlich. Es ist jedoch zu bedenken, daß eine derartige über die Norm erhöhte einseitige Zufuhr eines einzelnen Spurenelementes das Gleichgewicht vollkommen verschieben kann und durch das Überangebot die Ausnutzung anderer sowieso knapp vorhandener Mineralstoffe so schlecht wird, daß ein Mangel an diesen Stoffen entstehen kann.

Die Versorgung der Rinder an Cobalt ist als zu knapp zu bezeichnen und dürfte den notwendigen Bedarf der schnell wachsenden Jungtiere wohl nicht ganz decken.

Die Jodbilanz zeigte eine voll ausreichende Zufuhr und Aufnahme an Jod.

Carotin wurde den Tieren weit über Bedarf gereicht. Wie hoch jedoch die wahre Resorption und der Zerstörungsgrad im Darm sind, ist ungeklärt.

Außer diesen Bilanzversuchen wurden noch einige der genannten Komponenten während der Versuchsdauer im Blut bestimmt.

Die in diesen Gegenden beobachtete Lecksuchterscheinung scheint auf Grund der Versuche nicht im Mangel eines einzigen Spurenelementes, sondern vielmehr im unzureichenden Vorhandensein mehrerer Schwermetallspurenelemente, seine Ursache zu haben.

Literaturverzeichnis:

[1] LACHS, A. u. FRIEDENTHAL, H.: Biochem. Z. *32*, 130 (1911).
[2] ROBINSON, A. M.: J. of biol. Chem. *179*, 1103 (1949).
[3] SKINNER, C. u. PETERSEN, B.: J. of biol. Chem. *88*, 347 (1930).
[4] KIDSON, E. B., ASKEW, O. u. DIXON, I. K.: J. Sci. Tech. 18, 601 (1936).
[5] CHANAY, A. L.: Ind. and Eng. Chem. Anal. Ed. *12*, 179 (1940).
[6] MC GOWAN, W. C. u. CRICHTON, R.: Biochem. J. *17* (1923), *18* (1924).

[7] MORRISON, F. B., FEEDS a. FEEDING, ITHAKA, N.: The Morrison Publishing Comp. *20*, 1009 (1940).
[8] MACH, F. und HERRMANN, R.: Landw. Vers. Stat. *119*, 170 (1934).
[9] BRÜGGEMANN, JOHS. u. KIRSCH, W.: Landwirtsch. Forschung I 170 (1950).
[10] FISCHER, H.: Diss. München 1953.
[11] HÜGI, TH.: Schweizer Arch. f. Tierheilk. *94*, 402 (1952).
[12] ERKAMA, J.: Ann. Acad. Sci. ferm. Ser. A. II 25 (1947).
[13] NEUMANN, H. J.: Diss. München-Kiel 1949.
[14] BERSIN, TH. u. BELLER, K.: T'erärztl. Umschau, *Juni*, 198 (1950).
[15] MARSTON, H. R. u. LEE, H. J.: Nature *164*, 529 (1949).
[16] SCHARRER, K. u. SCHWAIBOLD, S.: Biochem. Z. *195*, 233 (1928).
[17] FELLENBERG, TH. VON: Biochem. Z. *160*, 210 (1925) u. *175*, 352 (1926).
[18] BECKER, E.: Vitamine u. Hormone *4*, 283 (1943).
[19] BRÜGGEMANN, J. u. DREPPER, K.: Arch. f. Tierernährung Beiheft 5. 1954. Festschr. für A. SCHEUNERT.

Eingegangen am 10. Juni 1954

Aus dem Institut für Anatomie und Physiologie der Haustiere der Universität Bonn.
(Direktor: Prof. Dr. E. SCHÜRMANN)

R. MÜLLER und J. MASSBERG

Der Einfluß von Methionin und Lysin auf den Eiweißwert einer Gerste-Magermilchration bei wachsenden Schweinen

A. Einleitung

Die großen Fortschritte bei der Analytik der Aminosäuren lassen den Eiweißstoffwehsel immer mehr unter dem Aspekt der Aminosäureumsetzungen erscheinen, deren grundlegende Erforschung mit den Arbeiten von W. C. ROSE begann. Fehlt eine der essentiellen Aminosäuren oder wird sie in zu geringer Menge angeboten, so ist der Aufbau von Körperprotein gestört. Die unter Umständen recht erhebliche Desaminierung überschüssiger Aminosäuren belastet andererseits den Eiweißstoffwechsel und ist die Ursache für eine niedrige biologische Wertigkeit eines Futtereiweißes, in dem die lebensnotwendigen Bausteine in ungünstigem Verhältnis vertreten sind.

Untersuchungen über den Eiweißstoffwechsel unter den genannten Gesichtspunkten setzen die Kenntnis des *Aminosäurebedarfs* der betreffenden Tierart bei der jeweiligen Leistung voraus. Für das Schwein findet man im einschlägigen Schrifttum diesbezügliche Werte nur für „weanling pigs" bis zu einem Gewicht von etwa 14 kg. Zur Ergänzung können in gewissem Umfange Versuchsergebnisse an wachsenden Ratten herangezogen werden. H. H. MITCHELL [11] äußert zu diesem Fragenkomplex folgendes: „Die Bestimmung des Nährwertes von Eiweiß mit Hilfe der N-Bilanz-Methodik wurde auch auf andere Tiere als die Ratte angewandt. Die Übereinstimmung ist in dieser Hinsicht zwischen Ratten und Hühnern nicht vollständig, möglicherweise wegen des relativ höheren Bedarfes der Hühner an Glykokoll und Arginin gegenüber der Ratte. Außer bei einigen Ölmehlen sind die berichteten Differenzen zwischen wachsenden Ratten und wachsenden Schweinen nicht größer als die von verschiedenen Instituten für die gleiche Tierart mitgeteilten. Der Differenz bei den Ölmehlen liegt wahrscheinlich keine unterschiedliche Ausnutzung durch die zwei Tierarten zugrunde, sondern eher die verschiedenen Herstellungsverfahren für die Mehle." ROSE (zit. n. FREAR [5]) gibt für junge, wachsende Ratten folgende Bedarfszahlen an:

Aminosäurebedarf in Prozenten der Ration

Arginin	0,2
Lysin	1,0
Histidin	0,4
Valin	0,7
Leuzin	0,9
Isoleuzin	0,5
Phenylalanin	0,7
Tryptophan	0,2
Methionin	0,6
Threonin	0,6

Diese Zahlen drücken den Bedarf in *Prozenten der Ration* bei einem Proteingehalt derselben von 22% aus; sie sind demnach nur auf Ferkel anwendbar, da sich mit steigendem Gewicht des Schweines der Eiweißanteil der Ration erheblich verringert.

BRINEGAR [3] stieß bei Untersuchungen über den Lysinbedarf von Schweinen auf das gleiche Problem. Seine Versuche führten zu der Feststellung, daß der Lysinbedarf besser in Anteilen des verdaulichen Eiweißes als in Prozenten des Futters ausgedrückt werden sollte. GRAU (zit. n. BRINEGAR [3]) hatte die gleiche Ansicht schon früher geäußert.

So entspricht z. B. beim Schwein der Lysinbedarf von 0,6% der Ration — bei einem Gehalt von 10,6% Eiweiß — 5,7% des verdaulichen Eiweißes, und der Bedarf von 1,2% der Ration bei 22% Eiweiß 5,5% des verdaulichen Eiweißes. Die *Beziehung des Aminosäurebedarfes zum verdaulichen Eiweiß ist enger als die zur Gesamtration.* Eine diesbezügliche Berechnung ergibt folgende Gegenüberstellung:

	Bedarf in Proz. d. Ration:	Bedarf in Proz. d. verd. Eiw.:
Arginin	0,2	0,92
Histidin	0,4	1,83
Isoleuzin	0,7	3,21
Leuzin	0,9	4,13
Lysin	1,2	5,50
Methionin	0,3	1,38
Cystin	0,3	1,38
Phenylalanin	0,7	3,21
Threonin	0,6	2,75
Tryptophan	0,2	0,92
Valin	0,7	3,21

Oft ist bei den Bedarfsangaben der Cystinbedarf nicht erwähnt und Methionin in doppelter Menge (0,6%) angegeben. Wie aber die obige Zusammenstellung schon zeigt, und auch SHELTON, BEESON und MERTZ [13] bei Untersuchungen über die Wirkung von Methionin und Cystin auf das Wachstum von „weanling pigs" feststellten, kann das Methionin zur Hälfte durch Cystin ersetzt werden. Eine weitere Einsparungsmöglichkeit bei dem für Methylierungszwecke benötigten Methionin ist bei Vorhandensein von Cholin und Betain in der Ration gegeben. Cystin kann völlig durch Methionin vertreten werden.

Bei den Bedarfsberechnungen ist zu beachten, daß nicht von der zufällig in einer verfütterten Ration vorhandenen Menge an verdaulichem Eiweiß ausgegangen werden kann, sondern die aus Fütterungsversuchen ermittelten, für die jeweilige Gewichtsklasse als optimal erkannten Mengen an verdaulichem Eiweiß zugrunde zu legen sind.

Die bisher erarbeiteten Unterlagen über den Bedarf der Schweine und den Gehalt der Futtermittel an essentiellen Aminosäuren sind noch weit davon entfernt, einen Maßstab für die Zusammenstellung von Mischfuttermitteln und Mastrationen abzugeben. Immerhin läßt sich an Hand des vorliegenden Zahlenmaterials eine annähernde Berechnung durchführen. In Anwendung auf ein Fütterungsbeispiel aus der Praxis, und zwar eine Normalration für die Hackfruchtmast (nach RICHTER), wurden die in Abb. 1 aufgeführten Gehalte an Aminosäuren errechnet.

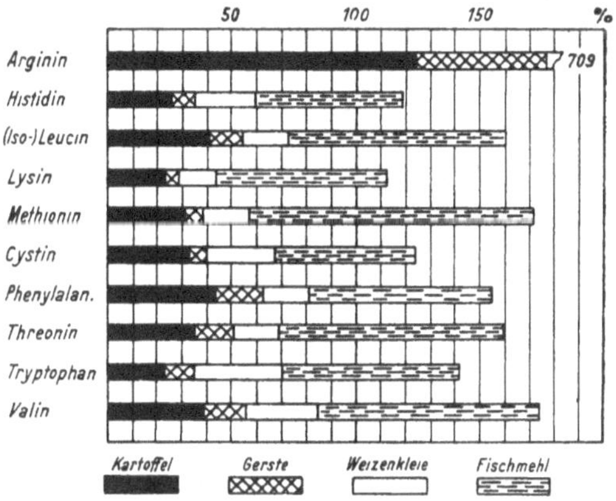

Abb. 1.
Aminosäuregehalt einer Mastration (6500 g Kart., 350 g Gerste, 350 g Weizenkleie und 250 g Fischmehl) in Prozenten des Bedarfes

Alle essentiellen Aminosäuren sind in ausreichender und verhältnismäßig ausgeglichener Menge vorhanden. Lediglich das Arginin, das bei vielen Proteinen reichlich im Überschuß auftritt, macht eine Ausnahme. Die dargestellten Werte lassen eindeutig erkennen, daß die *pflanzlichen* Eiweißträger nicht in der Lage sind, den Bedarf an Histidin, Lysin, Methionin, Cystin, Phenylalanin, Threonin, Tryptophan und Valin zu decken. Hinsichtlich des Histidin, des Lysin und der unter gemeinsamem Aspekt zu betrachtenden Thioaminosäuren, sowie u. U. auch einiger anderer Aminosäuren, dürfte es im übrigen kaum gelingen, die Aufnahme an voluminöseren pflanzlichen Eiweißträgern soweit zu steigern, daß die im Minimum vorhandenen Bausteine in ausreichender Menge zur Verfügung stehen.

Eine einseitige Mastration, die nur aus Gerste und Magermilch besteht, weist bezüglich der Verteilung der Aminosäuren, wie Abb. 2 erkennen läßt, eine bedeutend ungünstigere Relation auf.

In diesem Falle begrenzt der niedrige Lysinanteil die Verwertung aller übrigen, in mehr oder weniger großem Überschuß vorhandenen Komponenten. Demzufolge erschien aber diese Ration besonders geeignet, grundsätzliche Fragen der Wirkung von Aminosäurezulagen zu überprüfen. Wird z. B. der Magermilchanteil noch weiter herabgesetzt, so tritt ein Defizit an Lysin auf,

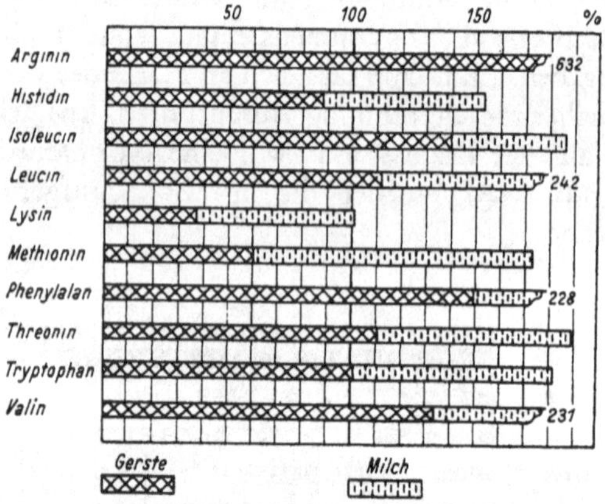

Abb. 2.
Aminosäuregehalt von 2250 g Gerste und 2500 g Magermilch in Prozenten des Bedarfes

wenn alle anderen Aminosäuren noch zur Bedarfsdeckung ausreichen. Bei einer Magermilchgabe von 830 g — in Abb. 3 veranschaulicht — begrenzen, abgesehen von dem erheblichen Unterangebot an Lysin, das Methionin und das nur in geringem Überschuß vorhandene Histidin den für normales Wachstum zu veranschlagenden Bedarf an essentiellen Aminosäuren.

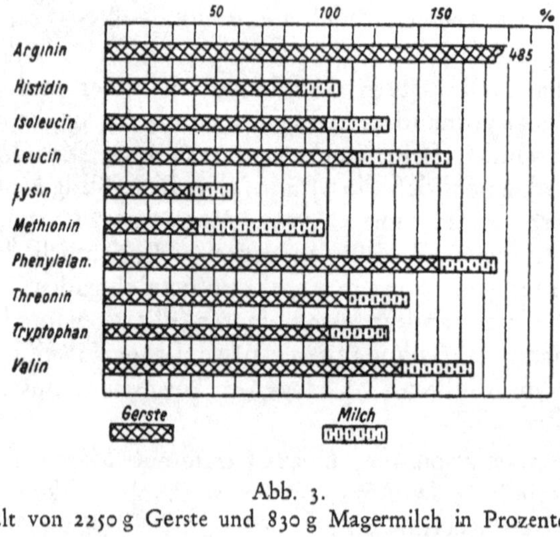

Abb. 3.
Aminosäuregehalt von 2250 g Gerste und 830 g Magermilch in Prozenten des Bedarfes

Auf Grund der angeführten Überlegungen und Berechnungen sowie der gegebenen Möglichkeiten, wurden die eigenen Versuche wie folgt ausgerichtet:

1. Verabfolgung einer *Grundration* (Gerste und Trockenmagermilch), deren Anteil an Gerstenschrot dem Aufnahmevermögen der Versuchstiere angepaßt wurde und die in den verschiedenen Gewichtsabschnitten gleichbleibend 100 g Trockenmagermilch und eine Mineralstoffmischung enthielt.
2. *Berechnung der biologischen Wertigkeit* des Eiweißes in der Gesamtration auf Grund von N-Bilanzversuchen nach der Formel von THOMAS [14]:

$$\text{Biol. Wert.} = \frac{\text{EHN} + \text{St-N} + \text{N-Bilanz}}{\text{N-Zufuhr-Kot-N} + \text{St.-N}} \cdot 100$$

   Für den endogenen Harnstickstoff (EHN) wurden nach LINTZEL/MANGOLD (siehe [4]) 1,73 g N/qm Körperoberfläche und für den Stoffwechsel-N (St.-N) 0,155 g N/100 g Futtertrockensubstanz (NEHRING [9]) veranschlagt.
3. *Zufütterung von Lysin und Methionin* in Form technischer Produkte *), wobei in erster Linie zu überprüfen war, ob und inwieweit hierdurch die biologische Wertigkeit des Grundfuttereiweißes sich verbessern ließe. Ferner sollte, soweit das in einer ersten Versuchsserie möglich war, festgestellt werden, in welcher Größenordnung die optimalen Zulagen an den beiden Aminosäuren liegen. Ein geeignetes Histidinpräparat stand nicht zur Verfügung, so daß die Fragestellung in dieser Richtung nicht erweitert werden konnte.

B. Eigene Versuche

Versuch 1. *Grundfutterversuch*
(durchschnittliches Lebendgewicht 44 kg)

Als Versuchstiere wurden — wie auch für alle weiteren Versuche — *kastrierte männliche Schweine* verwendet, die während der Bilanzperioden einzeln in vier Stoffwechselboxen untergebracht waren, in denen sie sich frei bewegen konnten. Kot und Harn wurden nach kurzer Zeit der Eingewöhnung von allen Tieren in die von Trog und der als Lagerstatt dienenden Holzpritsche abgelegene Stallecke abgesetzt.

Während dieses Grundfutterversuches wurde von den Tieren folgende Ration schnell und restlos aufgenommen:

1750 g Gerste
100 g Trockenmagermilch
30 g Mineralstoffmischung (DLG IIa)

Die für die Errechnung der biologischen Wertigkeit erforderlichen Analysendaten sowie die für den endogenen Harnstickstoff und den Stoffwechselstickstoff eingesetzten Werte sind in Tab. 1 aufgeführt.

*) Freundlicherweise zur Verfügung gestellt von den Farbenfabriken Bayer, Leverkusen.

Tabelle 1. *N-Resorption und N-Bilanzen*

Schwein	N im Futter	N im Kot	N resorb.	N im Harn	N-Bilanz	EHN	St-N
S 1	31,22	6,80	24,42	9,50	14,92	2,06	2,64
S 2	31,22	6,11	25,11	9,88	15,23	1,83	2,64
S 3	31,22	5,54	25,68	9,41	16,27	1,80	2,64
S 4	31,22	6,23	24,99	9,86	15,13	2,06	2,64

Das Futterprotein hat demnach bei den einzelnen Tieren folgende biologische Wertigkeit:

Schwein	Durchschn. Lebendgew. kg	Biol. Wert.
S 1	47,0	72,5
S 2	38,0	71,0
S 3	36,8	73,1
S 4	45,5	71,8

Der Durchschnittswert beträgt 72,1. Das Ergebnis bestätigte den hohen Ergänzungswert des Milcheiweißes bei Cerealien. Die biologische Wertigkeit des Gersteneiweißes allein beträgt 54 bis 58 [10].

Versuch 2. *Mit Zulage von 10 g d,l-Lysinsulfat und 5 g d,l-Methionin* (durchschnittliches Lebendgewicht 62 kg)

Die dem Aufnahmevermögen der Tiere angepaßte Gerstenmenge betrug in diesem Versuch 2250 g bei gleicher Trockenmagermilch- und Mineralstoffgabe. An Aminosäuren wurden 10 g d,l-Lysinsulfat (50% d,l-Lysin) und 5 g d,l-Methionin zugelegt. Die Höhe der Zulage wurde aus Literaturwerten unter der Annahme errechnet, daß der Organismus nur die l-Form der Racemate verwertet. Das bitter schmeckende Lysinpräparat ließ bei den gegebenen Mengen keinen nachteiligen Einfluß auf die Versuchstiere erkennen.

Im Laufe des Versuches zeigte eines der Tiere (S 4) einen pockenähnlichen Hautausschlag, den wir auf die Reizwirkung der als Spülflüssigkeit verwendeten Formalinlösung — in den weiteren Versuchen durch 1% HCL ersetzt — zurückführen. Die mit der Erkrankung einhergehende Erhöhung der Körpertemperatur (von 39,7° auf 41,1° C) ließ die N-Ausscheidung im Harn von 10,1 g auf 19,6 g ansteigen. Damit fiel das Tier für die Versuchsauswertung aus. Der Gesundheitszustand normalisierte sich bald darauf ohne weitere Maßnahmen.

Die Ergebnisse der N-Bestimmungen bei den übrigen Tieren sind in Tabelle 2 zusammengestellt.

Tabelle 2. *N-Resorption und N-Bilanzen*

Schwein	N im Futter	N im Kot	N resorb.	N im Harn	N-Bilanz	EHN	St-N
S 1	39,56	9,07	30,49	11,02	19,47	2,65	3,35
S 2	39,56	8,54	31,02	11,38	19,64	2,40	3,35
S 3	39,56	9,14	30,42	11,36	19,06	2.26	3,35

Daraus errechnet sich die biologische Wertigkeit wie folgt:

Schwein	Durchschn. Lebendgew. kg	Biol. Wert.
S 1	68,8	75,3
S 2	59,0	73,6
S 3	55,5	73,1

Die Steigerung gegenüber Versuch 2 ist nur gering. Die Ergebnisse beider Versuche sind aber insofern nicht direkt vergleichbar, als sie in verschiedenen Gewichtsklassen erzielt wurden. Ein weiterer Versuch sollte diese Differenz ausgleichen.

Versuch 3. *Mit Zulage von 10 g d,l-Lysinsulfat und 5 g d,l-Methionin* (durchschnittliches Lebendgewicht 40 kg)

Die Grundration war nach Menge und Zusammensetzung die gleiche wie im Versuch 1 (1750 g Gerste, 100 g Trockenmagermilch und 30 g DLG IIa) und die Zulage dem zweiten Versuch entsprechend 10 g d,l-Lysinsulfat und 5 g d,l-Methionin.

Der N-Bilanzversuch ergab für die 4 Versuchstiere (S 5—8) die in Tabelle 3 aufgeführten Daten.

Tabelle 3. *N-Resorption und N-Bilanzen*

Schwein	N im Futter	N im Kot	N resorb.	N im Harn	N-Bilanz	EHN	St-N
S 5	32,65	7,06	25,59	8,10	17,49	1,92	2,64
S 6	32,65	6,78	25,87	7,62	18,25	1,86	2,64
S 7	32,65	7,02	25,63	6,75	18,88	1,83	2,64
S 8	32,65	7,03	25,62	7,12	18,50	1,77	2,64

Hinsichtlich der biologischen Wertigkeit errechnen sich daraus folgende Zahlen:

Schwein	Durchschn. Lebendgew. kg	Biol. Wert.
S 5	42,8	78,1
S 6	40,8	79,8
S 7	39,8	82,6
S 8	37,8	81,1

Mit durchschnittlich 80,4 liegt die biologische Wertigkeit um 8,3 höher als im vergleichbaren Grundfutterversuch (Versuch 1). Das bedeutet — im Gegensatz zu dem Ergebnis bei ca. 60 kg schweren Schweinen — eine deutliche Wirkung der Aminosäurezulage in der Gewichtsklasse von 40 kg. Mit dem nachfolgenden Versuch sollte ein Zwischenwert ermittelt werden.

Versuch 4. *Mit Zulage von 4 g d,l-Lysinsulfat und 0,8 g d,l-Methionin*
(durchschnittliches Lebendgewicht 50 kg)

Dieser Versuch wurde mit den gleichen Tieren nach entsprechender Erhöhung der Gerstengabe (auf 2000 g) durchgeführt. Die Zulagen an Aminosäuren wurden auf 4 g d,l-Lysinsulfat und 0,8 g d,l-Methionin reduziert und dabei die in Tabelle 4 wiedergegebenen Werte gefunden.

Tabelle 4. *N-Resorption und N-Bilanzen*

Schwein	N im Futter	N im Kot	N resorb.	N im Harn	N-Bilanz	EHN	St-N
S 5	34,94	7,48	27,46	9,92	17,54	2,17	2,92
S 6	34,94	8,66	26,28	8,58	17,70	2,12	2,92
S 7	34,94	7,79	27,15	7,64	19,51	2,09	2,92
S 8	34,94	6,80	28,14	8,60	19,45	2,04	2,92

Die biologische Wertigkeit des Futterproteins ergibt demnach:

Schwein	Durchschn. Lebendgew. kg	Biol. Wert.
S 5	51,5	74,5
S 6	49,8	77,9
S 7	49,3	81,6
S 8	47,3	78,9

Die durchschnittliche biologische Wertigkeit von 78,2 bestätigt die Annahme, daß die mit Lysin und Methionin erreichbare Aufbesserung der Eiweißwertigkeit in der Gewichtklasse von 50 kg mit geringeren Aminosäurezulagen zu erzielen ist, als bei 40 kg. In einem unmittelbar anschließenden Grundfutterversuch sollte die Verwertung des Gerste-Magermilcheiweißes auch in diesem Gewichtsabschnitt festgelegt werden.

Versuch 5. *Grundfutterversuch*
(durchschnittliches Lebendgewicht 53 kg)

Durch die unmittelbare Aufeinanderfolge der Bilanzperioden konnte die im vorhergehenden Versuch verabfolgte Ration — unter Wegfall der Aminosäurezulage — beibehalten werden. Schwein 6 ließ während der drei letzten Versuchstage in der Futteraufnahme nach. Der Minderverzehr (4% des Futters) wurde bei der Errechnung der Bilanz (Tabelle 5) berücksichtigt.

Tabelle 5. *N-Resorption und N-Bilanzen*

Schwein	N im Futter	N im Kot	N resorb.	N im Harn	N-Bilanz	EHN	St-N
S 5	34,48	6,99	27,49	11,25	16,24	2,26	2,92
S 6	33,10	8,81	24,29	9,67	14,62	2,20	2,92
S 7	34,48	7,81	26,67	9,72	16,95	2,20	2,92
S 8	34,48	8,13	26,35	9,34	17,01	2,14	2,92

Die biologische Wertigkeit beträgt in diesem Versuch:

Schwein	Durchschn. Lebendgew. kg	Biol. Wert.
S 5	55,5	70,4
S 6	53,3	72,6
S 7	53,0	74,6
S 8	51,3	75,4

Die biologische Wertigkeit sank gegenüber dem vergleichbaren Versuch 4 (4 g Lysinsulfat und 0,8 g Methionin) im Durchschnitt um 5%. Sie liegt mit 73,3 in der gleichen Höhe wie im Grundfutterversuch 1. Der Vergleich der Versuche 5 und 6 zeigt, daß die Eiweißwertigkeit der gegebenen Ration auch bei 50 kg Gewicht durch Zugabe von Lysin und Methionin verbessert wird.

Weitere Versuche in der Gewichtsklasse von 30 bis 40 kg

Das Ziel der nachfolgend beschriebenen Versuche (6—10) — die Versuche 7—10 wurden an je zwei Tieren durchgeführt — war, die Ergebnisse der Versuche 1—5 an weiterem Tiermaterial in der Gewichtsklasse von 30 bis 40 kg zu bestätigen und ferner die Wirkung der beiden Aminosäuren gesondert zu betrachten.

Die Bilanzperioden der Versuche 6—10 waren ohne Zwischenperioden hintereinander geschaltet. Die Berechnung der Eiweißausnutzung erfolgte unter Wegfall der Werte für ein bis zwei Tage, an denen die Zulagen bzw. die Futtermengen verändert wurden.

Versuch 6. *Mit Zulage von 13 g d,l-Lysinsulfat*
(durchschnittliches Lebendgewicht 32 kg)

Die Grundration war mengenmäßig die gleiche wie im Versuch 1. Die Gerste in diesem und in den weiteren Versuchen hatte einen höheren Rohproteingehalt (10,52% gegenüber 9,12%). Es wurden 13 g d,l-Lysinsulfat zugelegt. Die N-Bestimmungen erbrachten die in Tabelle 6 verzeichneten Werte.

Tabelle 6. *N-Bilanzen und biol. Wertigkeit*

Schwein	N im Futter	N im Kot	N resorb.	N im Harn	N-Bilanz	B. W.	Gewicht
S 9	36,4	6,57	29,83	7,78	22,05	81,03	32 kg
S 10	36,4	7,98	28,42	7,82	20,60	80,04	
S 11	36,4	7,69	28,71	7,94	20,77	79,84	
S 12	36,4	7,28	29,12	8,16	20,96	79,41	

Die biologische Wertigkeit hat sich demnach auch ohne Methioninzulage auf durchschnittlich 80,1 erhöht.

Versuch 7. *Mit Zulage von 13 g d,l-Lysinsulfat und 2 g d,l-Methionin*
(durchschnittliches Lebendgewicht 36 kg)

Wenn das Methionin bei den vorliegenden Verhältnissen die Eiweißwertigkeit begrenzte, so mußte das unter der vorgenommenen Zulage (2 g d,l-Methionin) in einer Verbesserung der biologischen Wertigkeit zum Ausdruck kommen. Die an zwei Tieren — die beiden anderen wurden gleichzeitig für den nachfolgend beschriebenen Versuch herangezogen — gewonnenen Ergebnisse sind in Tabelle 7 zusammengestellt.

Tabelle 7. *N-Bilanzen und biol. Wertigkeit*

Schwein	N im Futter	N im Kot	N resorb.	N im Harn	N-Bilanz	B. W.	Gewicht
S 9	36,60	6,57	30,03	9,35	20,68	76,74	36 kg
S 10	36,60	7,98	28,62	9,00	19,62	76,81	

Die Methioninzulage hat sogar noch einen Abfall der biologischen Wertigkeit bewirkt, indem sie u. a. die N-Ausscheidung im Harn erhöhte und entsprechend die Bilanz belastete.

Versuch 8. *Mit Zulage von 7 g d,l-Lysinsulfat*
(durchschnittliches Lebendgewicht 36 kg)

Bei den vorhergehenden Versuchen wurde die Höhe der Lysinzulage unter der Voraussetzung errechnet, daß nur die l-Form vom Schwein verwertet wird. Bei Ausnutzung der d-Form müßte mit der Hälfte der bisher verabfolgten Menge die volle Wirkung zu erzielen sein. Die Ergebnisse nach Zufuhr von 7 g Lysinsulfat sind in Tabelle 8 enthalten.

Tabelle 8. *N-Resorption und N-Bilanzen*

Schwein	N im Futter	N im Kot	N resorb.	N im Harn	N-Bilanz	B. W.	Gewicht
S 11	35,70	7,69	28,01	9,35	18,66	75,21	36 kg
S 12	35,70	7,28	28,42	9,99	18,43	73,47	

Aus dem deutlichen Abfall der biologischen Wertigkeit darf gefolgert werden, daß die d-Form des Lysins für das Schwein unverwertbar ist.

Versuch 9. *Mit Zulage von 14 g d,l-Lysinsulfat*
(durchschnittliches Lebendgewicht 40 kg)

In Parallele zu Versuch 3 (10 g Lysinsulfat und 5 g Methionin) und dem gleichzeitigen Grundfutterversuch (Vers. 10) in der Gewichtsklasse von 40 kg wurde dieser Versuch unter alleiniger Zulage von Lysinsulfat durchgeführt. Es wurden 2000 g Gerste verabfolgt. Die nachfolgende Tabelle 9 enthält die Versuchsergebnisse.

Tabelle 9. *N-Resorption und N-Bilanzen*

Schwein	N im Futter	N im Kot	N resorb.	N im Harn	N-Bilanz	B. W.	Gewicht
S 9	40,73	7,98	32,75	10,69	22,06	75,22	40 kg
S 10	40,73	8,21	32,52	10,07	22,45	76,81	

Es wurde trotz vermehrter Zufuhr an Gerste etwa die gleiche biologische Wertigkeit (im Durchschnitt 76,0) wie im vorhergehenden Versuch (S 9 und S 10) ermittelt.

Versuch 10. *Grundfutterversuch*
(durchschnittliches Lebendgewicht 40 kg)

Mit diesem Versuch war der Grundfutterwert bei 40 kg Lebendgewicht festzustellen; es ergaben sich folgende Einzeldaten (Tabelle 10).

Tabelle 10. *N-Resorption und N-Bilanzen*

Schwein	N im Futter	N im Kot	N resorb.	N im Harn	N-Bilanz	B. W.	Gewicht
S 11	39,33	8,70	30,63	11,65	18,98	70,79	40 kg
S 12	39,33	8,65	30,68	12,06	18,62	69,62	

Die biologische Wertigkeit liegt im Durchschnitt (70,2) um ein geringes niedriger als in den beiden anderen Grundfutterversuchen (Versuch 1 und 5); im Vergleich mit dem gleichzeitig durchgeführten Versuch 9 tritt die Lysinwirkung deutlich hervor.

C. Versuchsergebnisse und Schlußfolgerungen

I. Berechnung der Eiweißwertigkeit

Gegen die Berechnung der biologischen Wertigkeit nach der von THOMAS [14] entwickelten Formel, die — wie allgemein üblich — auch bei den eigenen Untersuchungen verwendet wurde, lassen sich einige Bedenken geltend machen; sie betreffen in der Hauptsache den endogenen Harnstickstoff (EHN), der nur schwer und kaum exakt zu bestimmen ist. Von verschiedenen Autoren wurden Berechnungsverfahren für den EHN entwickelt, die zu keineswegs einheitlichen Werten für diese Stoffwechselgröße führten.

Von LINTZEL und MANGOLD (siehe [4]) wurde der auch bei den eigenen Berechnungen eingesetzte Mittelwert von 1,73 g N/qm Körperoberfläche (nach der MEEH'schen Formel) vorgeschlagen (Abb. 4).

COLUMBUS [4] stellt auf Grund der bis dahin vorliegenden Literaturwerte sowie eigener Versuche mit N-freien Rationen fest, daß sich der EHN in Abhängigkeit vom Körpergewicht nach folgender Gleichung ausdrücken läßt:

EHN = 0,216 · $G^{0,581}$ (Abb. 4; Kurve 5). Die Endwerte weichen nur geringfügig von denen nach LINTZEL und MANGOLD ab.

TREICHLER und DEIGHTON (zit. nach BELL und LOOSLI [1]) geben den EHN in Abhängigkeit vom Grundumsatz wieder (Abb. 4; Kurve 3). Daneben entwickelten TREICHLER und BRODY [1] (l. c.) für den EHN als Funktion des Körpergewichtes folgende Gleichung: EHN = 146 $G^{0,72}$ (Abb. 4; Kurve 2).

BELL und LOOSLY [1] gehen bei ihren Berechnungen von der Annahme aus, daß die bei hochwertigem Eiweiß allgemein zu verzeichnende Senkung der biologischen Wertigkeit bei steigendem Gewicht durch die Veränderung des EHN bewirkt werde. Wie u. a. die eigenen Versuchsergebnisse (Verschiebung des Aminosäurebedarfes bei zunehmendem Körpergewicht) sowie der von den anderen stark abweichende Kurvenverlauf (Abb. 4; Kurve 1) erkennen lassen, erscheint diese Hypothese sehr unsicher.

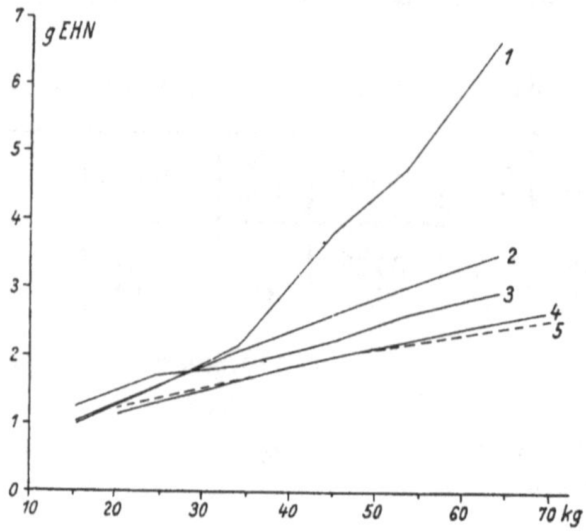

Abb. 4.

EHN bei Anwendung der verschiedenen Berechnungsverfahren. Kurve 1 nach BELL und LOOSLI; 2 nach TREICHLER und BRODY; 3 nach TREICHLER und DEIGHTON; 4 nach LINTZEL und MANGOLD; 5 nach COLUMBUS

Bei Anwendung der genannten Berechnungsverfahren für den EHN ergeben sich beispielsweise aus dem eigenen Versuchsmaterial (Schwein 1; Versuch 2) folgende biologischen Wertigkeiten:

Endogener Harnstickstoff berechnet nach:	Biol. Wert
LINTZEL und MANGOLD	75,3
COLUMBUS	75,0
TREICHLER und DEIGHTON	76,5
TREICHLER und BRODY	78,2

Die Unsicherheit, die den Berechnungsverfahren durch die unterschiedliche Bewertung des EHN anhaftet, ist unverkennbar. Der EHN ist ein Faktor, der bisher zahlenmäßig keineswegs genau bestimmt ist und zudem physiologisch nicht exakt erklärt werden kann. Es ist ferner einzuwenden, daß die zur Ermittlung des EHN erforderliche Einschaltung N-freier Perioden unphysiologisch ist und die Versuchsdurchführung unnötig erschwert.

Für die Beantwortung spezieller Fragestellungen, wie der vorliegenden, bei denen es um die Errechnung der biologischen Wertigkeit für „Erhaltung und Wachstum" (MAYNARD [6]) geht und um die Bewertung der Gesamtration, sollte man die Größe EHN und auch den „Stoffwechselstickstoff" in den Gesamtbedarf einschließen. Auf diese Weise wird die Fähigkeit des resorbierten Eiweißes, die für die Bedürfnisse des Organismus benötigten Aminosäuren bereitzustellen, nicht nur mit ausreichender, sondern — durch den Wegfall einer schwer zu bestimmenden Größe — sogar mit höherer Genauigkeit ausgedrückt. Unter diesen Gesichtspunkten vereinfacht sich die „THOMAS'sche Formel" — zur Unterscheidung sei der Begriff „*Eiweißwertigkeit*" eingeführt — wie folgt:

$$\text{Eiweißwertigkeit} = \frac{\text{N-bilanz}}{\text{N resorbiert}} \cdot 100$$

In Anwendung auf die eigenen Versuche ergibt sich folgende Gegenüberstellung:

Versuche:	1	2	3	4	5	6	7	8	9	10
Biol. Wert.:	72,1	74,0	80,4	78,2	73,3	80,1	76,8	74,4	76,0	70,2
Eiw. Wert.:	61,4	63,3	71,2	68,2	61,9	72,7	68,7	65,7	68,2	61,4

Die für die Auswertung der Versuchsergebnisse wichtigen Relatoinen sind in jedem Falle gewahrt, wobei wir auf Grund der vorhergehenden Ausführungen in der „*Eiweißwertigkeit*" die tatsächlichen Verhältnisse besser konkretisiert sehen.

II. Ergebnisse der Lysin- und Methioninzulagen

Den Schlußfolgerungen hinsichtlich des *Einflusses der Lysin- und Methioninzulagen* sei die in Tabelle 11 gegebene *Übersicht über die Versuchsergebnisse* vorangestellt.

Die Eiweißwertigkeit der *Grundration* (1750 bzw. 200 g Gerste und 100 g Trockenmagermilch) bei Schweinen zwischen 40 und 53 kg beträgt im Durchschnitt 61,5 (59,1—64,4), die „biologische Wertigkeit" 72,2, d. h. sie liegt erheblich höher als für die Gerste allein (54—58). Der hohe Ergänzungswert des Milchproteins dem Cerealieneiweiß gegenüber ist damit bestätigt.

Die für die Beurteilung der *Methioninwirkung* wichtigen Daten sind in Tabelle 12 zusammengestellt.

Die Methioninzulage war ohne Einfluß auf die Eiweißwertigkeit bzw. die biologische Wertigkeit; bei der gegebenen Ration tritt also in der Gewichtsklasse von 30 bis 40 kg das *Methionin nicht als limitierende Aminosäure auf*.

Über die *Lysinwirkung* geben die in Tabelle 13 enthaltenen Durchschnittswerte Auskunft.

Tabelle 11.

Nr.	Gew. Ø	Gerste g	Zulage	N-Zufuhr g	N-Bil. g	N-Ansatz in % d. Zufuhr*)		Biol. Wert.*)		„Eiweiß-wertigkeit"*)	
1	44	1750	ohne	31,22	14,92	47,79	49,3	72,5	72,1	61,1	61,4
				31,22	15,23	48,78		71,0		60,7	
				31,22	16,27	52,12		73,1		63,4	
				31,22	15,13	48,46		71,8		60,5	
2	62	2250	5 g Meth.	39,56	19,47	49,22	49,0	75,3	74,0	63,9	63,3
			10 g Lys.	39,56	19,64	49,65		73,6		63,3	
				39,56	19,06	48,18		73,1		62,7	
3	40	1750	5 g Meth.	32,65	17,49	53,57	56,0	78,1	80,4	68,4	71,2
			10 g Lys.	32,65	18,25	55,90		79,8		70,5	
				32,65	18,88	57,83		82,6		73,7	
				32,65	18,50	56,66		81,1		72,2	
4	50	2000	0,8 g Meth.	34,94	17,54	50,20	53,1	74,5	78,2	63,9	68,2
			4 g Lys.	34,94	17,70	50,66		77,9		67,4	
				34,94	19,51	55,84		81,6		71,9	
				34,94	19,45	55,67		78,9		69,4	
5	53	2000	ohne	34,48	16,24	47,10	47,4	70,4	73,3	59,1	61,9
				33,10	14,62	44,17		72,6		60,2	
				34,48	16,95	49,16		74.6		63,6	
				34,48	17,01	49,33		75,4		64,4	
6	32	1750	13 g Lys.	36,40	22,05	60,58	57,9	81,0	80,1	73,9	72,7
				36,40	20,60	56,60		80,0		72,5	
				36,40	20,77	57,06		79,8		72,3	
				36,40	20,96	57,59		79,4		72,0	
7	36	1750	2 g Meth.	36,60	20,68	56,51	55,1	76,7	76,8	68,9	68,7
			13 g Lys.	36,60	19,62	53,61		76,8		68,6	
8	36	1750	7 g Lys.	35,70	18,46	52,27	52,0	75,2	74,4	66,6	65,7
				35,70	18,43	51,63		73,5		64,9	
9	40	2000	14 g Lys.	40,73	22,06	54,16	54,6	75,2	76,0	67,4	68,2
				40,73	22,45	55,12		76,8		69,0	
10	40	2000	ohne	39,33	18,98	48,26	47,8	70,8	70,2	62,0	61,4
				39,33	18,62	47,35		69,6		60,7	

*) Neben den Einzelwerten ist der jeweilige Gruppendurchschnitt angeführt.

Tabelle 12.

Zulage	Zahl d. Tiere	Gewicht	Biol. Wert.	Eiweißwert.
Methionin u. Lysin (Vers. 3 und 7)	6	36—40 kg	79,2 (76,7—82,6)	70,4 (68,4—73,7)
Nur Lysin (Vers. 6 u. 9)	6	32—40 kg	78,2 (75,2—81,0)	71,2 (67,4—73,9)

Tabelle 13.

	Zahl d. Tiere	Gewicht	Biol. Wert.	Eiweißwert.
Grundfutter (Vers. 1, 5 u. 10)	10	40–53 kg	72,2 kg (69,6—75,4)	61,5 (59,5—64,4)
Volle Lysinzulage (Vers. 3 u. 6)	8	32—40 kg	80,2 (78,1—82,6)	71,9 (68,4–73,9)
Halbe Lysinzulage (Vers. 8)	2	36 kg	74,4	65,7

Durch Lysinzulage wurde die Eiweißwertigkeit in der Gewichtsklasse von 30 bis 40 kg von 61,5 auf 71,9 erhöht. Es scheint, daß die optimalen Gaben bei 30 kg mit 13 g d,l-Lysinsulfat und bei 40 kg mit 10 g erreicht wurden. Mit 7 g Lysinsulfat wurde nur die halbe Steigerung erzielt, während mit 14 g bei 40 kg der Bedarf offenbar überschritten war.

Insbesondere durch die Versuche 2 und 4 ist erwiesen, daß *der Lysinbedarf, auf die Körpergewichtseinheit bezogen, mit steigendem Gewicht abfällt.* Bei etwa 60 kg Lebendgewicht war mit 10 g Lysinsulfat keine Steigerung der Eiweißwertigkeit zu erzielen, d. h. der Bedarf wurde mit dem Grundfutter gedeckt. Daß die Ansprüche des Organismus an das gegenseitige Verhältnis der essentiellen Aminosäuren sich im Laufe des Wachstums ändern, wurde bereits von ALMQUIST (zit. nach BRINEGAR [3]) festgestellt.

Ein Diagramm (Abb. 5), in dem die *Eiweißwertigkeit im Verhältnis zum Körpergewicht* aufgetragen ist, läßt die genannten Versuchsergebnisse deutlich hervortreten.

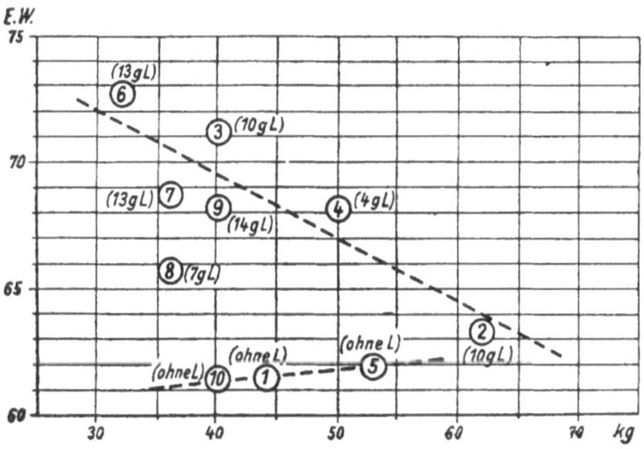

Abb. 5.
„Eiweißwertigkeit" (EW) im Verhältnis zum Körpergewicht. In den Kreisen die Nummern der Versuche; in Klammern die Zulagen an d,l-Lysinsulfat

Zur Veranschaulichung der Lysinwirkung sei ferner die folgende Gegenüberstellung der N-bilanzen von diesbezüglich vergleichbaren Versuchen angeführt:

Versuch	9	10	4	5
Lebendgew.	40 kg	40 kg	50 kg	53 kg
Zufuhr an Lysin-N	1,3 g	—	0,4 g	—
N-Ansatz	22,2 g	18,8 g	18,5 g	16,5 g
Eiweißwert.	68,2	61,4	68,2	61,9

Im Versuch 9 (14 g Lysinsulfat) ist die N-bilanz gegenüber Grundversuch 10 um 3,4 g, im Versuch 4 gegenüber Grundversuch 6 um 2 g täglich gestiegen.

Die im Laufe der Versuche erzielten Gewichtszunahmen entsprechen durchaus dem bei der Getreidemast zu erwartenden Zuwachs. Sie betrugen — einschließlich der Grundperioden — im Durchschnitt 650 g. Die Verwertungszahlen nach LEHMANN lagen während der ersten Versuchsperiode (Schweine aus der Landeszucht) bei 260 und in den weiteren Versuchen (mit Herdbuchtieren) zwischen 213 und 245.

D. Zusammenfassung

An Hand von Literaturangaben über den Aminosäurebedarf des Schweines, der nur für Absatzferkel sowie für die sich stoffwechselphysiologisch ähnlich verhaltenden Ratten vorliegt, wurde der Aminosäurebedarf junger, wachsender Schweine bis zu etwa 50 kg Gewicht errechnet. Hieraus ergab sich, daß bei eingeschränkter Magermilchbeifütterung zu Gerstenschrot Lysin und eventuell Methionin als limitierende Aminosäuren auftreten.

Auf Grund dieser Berechnungen wurden Stoffwechselversuche an Schweinen im Gewichtsabschnitt von 30 bis 60 kg durchgeführt. In 6 Versuchen mit je 4 Tieren und 4 Versuchen mit je 2 Tieren wurden der Harn-N täglich und der Kot-N in Durchschnittsproben bestimmt.

Die Auswertung der Untersuchungen führte zu folgenden Ergebnissen und Schlußfolgerungen:

1. Zur Bestimmung der Wertigkeit des Gesamteiweißes einer Mastration genügt es, den N-Ansatz in Prozenten des resorbierten N auszudrücken (in dieser Arbeit als *„Eiweißwertigkeit"* bezeichnet).
2. Die Beurteilung der Eiweißwertigkeit ist von der Art der Leistung, zu deren Erfüllung das Eiweiß eingesetzt wird, abhängig; bei wachsenden Tieren ist sie für begrenzte Gewichtsabschnitte festzulegen.
3. Der hohe Ergänzungswert des Milcheiweißes bei Getreidefütterung wird durch die eigenen Versuche bestätigt.
4. Methionin tritt bei Gerste-Magermilchfütterung in der Gewichtsklasse von 30 bis 50 kg nicht als limitierende Aminosäure auf.
5. Durch Lysinzugabe wurde die „Eiweißwertigkeit" in der Gewichtsklasse von 30 bis 40 kg von 61,5 auf 71,9, bei etwa 50 kg von 61,9 auf 68,2 erhöht.

6. Durch die Versuchsergebnisse ist erwiesen, daß der Lysinbedarf je kg Körpergewicht mit steigendem Gewicht abfällt. Bei etwa 60 kg schweren Schweinen war durch Lysinzugabe keine Verbesserung der Eiweißwertigkeit zu erzielen.

Literaturverzeichnis

[1] BELL, J. M. und J. K. LOOSLI: Effect of body weight on the biological value of proteins for growth of swine. J. Animal Sci. *10*. 50. 1951

[2] BRINEGAR, M. J., J. K. LOOSLI, L. A. MAYNARD and H. H. WILLIAMS: The isoleucine requirement for the growth of swine. J. Nutrition *42*. 619. 1950

[3] BRINEGAR, M. J., H. H. WILLIAMS, F. H. FERRIS, J. K. LOOSLI an L. A. MAYNARD: The lysine requirement for the growth of swine. J. Nutrition 42. 129. 1950.

[4] COLUMBUS, A.: Über die Variabilität der biologischen Eiweißwertigkeit unter verschiedenen Bedingungen, nach Stoffwechselversuchen an wachsenden Schweinen. Archiv f. Tierern. *1*. 36. 1950

[5]. FREAR, D. E. H.: Agricultural chemistry. New York. 1950

[6] MAYNARD, L. A.: Animal Nutrition. New York 1951, 75ff; 296ff; 318ff.

[7] MERTZ, E. T., W. M. BEESON, H. D. JACKSON: Classification of essential amino acids for the weanling pig. Arch. of Biochem. and Biophysics. *38*. 121. 1952

[8] MERTZ, E. T., D. C. SHELTON and W. M. BEESON: The amino acid requirements of swine; lysine. J. Animal Sci *8*. 524. 1949

[9] NEHRING, K.: Lehrbuch der Tierernährung und Futtermittelkunde. Radebeul 1950

[10] NEHRING, K. und W. SCHRAMM: Über die Biologische Wertigkeit des Eiweißes verschiedener Gerstensorten bei wachsenden Schweinen und ihre Beeinflussung durch N-Düngung. Forschungsdienst SH 15

[11] SAHYUN, M.: Proteins and amino acids in Nutrition (dort S. 46ff. H. H. MITCHELL: The biological utilisation of proteins and protein requirements). New York 1948

[12] SHELTON, D. C., W. M. BEESON and E. T. MERTZ: Quantitative d,l-tryptophan requirement of the weanling pig. J. Animal Sci. *8*. 629. 1949

[13] SHELTON, D. C., W. M. BEESON and E. T. MERTZ: The effect of methionine and cystine on the growth of weanling pigs. J. Animal Sci. *10*. 57. 1951

[14] THOMAS, K.: Über die biologische Wertigkeit der Stickstoffsubstanzen in verschiedenen Nahrungsmitteln; Rubners Archiv f. Anatomie und Physiologie, physiol. Abtlg. 219. Berlin 1909.

Eingegangen am 13. Juli 1954

Aus dem Institut für Tierzuchtforschung in Rostock-Dummerstorf der Deutschen Akademie der Landwirtschaftswissenschaften zu Berlin. Wiss. Leitung Prof. Dr. W. STAHL.

R. NESENI, W. ALTENKIRCH und E. OTTO

Wachstumssteigerung durch Vitamin D

II. Mitt. Versuche mit Hammeln

In einer früheren vorläufigen Mitteilung haben NESENI und GASTMEIER über Versuche mit Beifütteung von Vitamin D_2 in Form von Injektionen und von vitaminisierter Magermilch resp. von Mykostin für Tiere an Schweinen berichtet. Bei diesen Versuchen wurde die deutliche Tendenz einer besseren Entwicklung der mit Vitamin D_2 behandelten Tiere festgestellt, wobei aber die Wirkung der vit. Magermilch und des Mykostins besser war als die einer fraktionierten Gabe von D_2-Injektionen. Die verhältnismäßige karge Literatur ist in dieser Mitteilung angeführt.

Etwa zur gleichen Zeit wie bei den Schweineversuchen wurde in unserer Schafzuchtabteilung bei der Schlachtung von Tieren aus einem H-N-Versuch festgestellt, daß bei einem Teile der Hammel Erscheinungen einer Störung des Mineralstoffwechsels auftraten, die auf einen Mangel in der Zusammensetzung des Futters schließen ließen. Deshalb wurden die aus diesem Versuch noch vorhandenen Merinofleischschafhammel zu einem neuen Versuch verwendet.

· Die Tiere hatten in dem abgelaufenen Versuch je 100 kg Lebendgewicht und Tag erhalten: 1 kg Haferstroh, 1 kg Troblako, 1 kg Zuckerschnitzel, 0,5 kg Hafer, 0,5 kg Weizenkleie, 0,2 kg Sojaschrot und 0,2 kg Rapsschrot. Diese Futterzusammensetzung wird allgemein als vielseitig angesehen und entspricht den geraden an Schafe oft gereichten Futtermitteln. Da Heu meist nicht genügend vorhanden ist, wird es ja nach der allgemein verbreiteten Ansicht zuerst den Schafen abgezogen.

Da sich diese Futterzusammenstellung mit einem Ca-Gehalt von 22,2 g und einem P-Gehalt von 14,5 g pro 100 kg L.G. als leicht rachitogen erwiesen hatte, wurde sie auch für den weiteren Versuch beibehalten. Die gegebenen absoluten Mengen an Ca und P sind mehr als genügend und reichen für eine Erklärung der rachitogenen Wirkung nicht aus; wohl aber kann man das Ca/P-Verhältnis mit 3 : 2 nicht gerade als ideal bezeichnen. Hierzu kommt noch, daß die Tiere die Zeit, in welcher sie in dem H-N-Versuch standen, aus dem Stalle nicht herausgekommen sind und auch kein Heu erhalten haben.

Wenn wir noch den Vitamin D-Gehalt des gereichten Futters betrachten, so enthalten nach WINKELMANN (Die Vitamine, Bern 1951, Apolloniaverlag) Sojabohnen nur Spuren, Hafer und Weizenkleie überhaupt kein Vitamin D. Auch bei Zuckerrüben ist ein entsprechendes Vorkommen noch nicht nachgewiesen.

Weiter ist nicht bekannt, ob die Oxalsäure der Rübenblätter durch die künstliche Trocknung vermindert wird oder nicht. Ist letzteres der Fall, so ist an die kalkentziehende Wirkung dieser Säure zu denken und dann auch daran, daß der Phytingehalt des Hafers in gleicher Richtung wirkt. Was demgegenüber den Bedarf an Vitamin D anbetrifft, so kann derselbe in Parallele zu dem Bedarf der Rinder mit 1000 I.E. pro 100 kg L.G. pro Tag angenommen werden. Alle die angeführten Momente schienen für das Auftreten der Mangelerscheinungen verantwortlich zu sein.

Die in dem vorhergehenden Versuch gestandenen 15 Merinohammel (ca. 3/4 Jahre alt) wurden nun in den neuen Versuch übernommen und davon 3 Gruppen gebildet:

1. Kontroll (K-)-Gruppe mit 4 Tieren
2. Mykostin (M-)-Gruppe mit 6 Tieren
3. Vitamin D_2 (D_2-)-Gruppe mit 5 Tieren

Wie schon oben angeführt, wurde die verdächtige Futtermischung an alle 3 Gruppen unter Beibehaltung der Stallhaltung weitergeführt. Die Tiere der D_2-Gruppe erhielten eine Injektion von 3 ml Vitamin D_2-Schwaan in öliger Lösung also etwa 270 000 I. E. als Stoßtherapie. In der M-Gruppe bekamen die Hammel je Tag und Tier 1 Teelöffel „Mykostin für Tiere". Dieses enthält nach den Angaben des Herstellers Knochenmehl und bestrahlte Hefe je 45 %, jodiertes Kochsalz 9,54 % (mit 0,1 mg% Jodkalium), Eisensulfat 0,5 %, Kupfersulfat 0,1 %, Kobaltsulfat 2,8 mg%, Mangansulfat 5 mg% und Zinksulfat 50 mg%.

Die Versuchsfütterung begann am 11. 11. 1952. Nach 80 Tagen Beifütterung wurden die Tiere im Schlachthaus des Instituts geschlachtet.

I. Futterrationen

Die chem. Untersuchung der Futtermittel und später auch der Fleischproben wurde in der Abt. f. Biol. Chemie des Institutes durchgeführt. Die Berechnung der Nährstoffe erfolgte nach den Futterwerttabellen der D. L. G.

Zusammensetzung der Futtermittel in Prozent:

Wasser	Asche	Rohprot.	Rohfett	Rohfaser	N-fr. Extr.-St.	
11,59	6,35	3,43	1,40	40,73	36,50	(Haferstroh)
8,12	7,55	3,75	0,17	5,62	74,79	(Zuckerschnitzel)
16,17	11,16	9,36	0,99	11,62	50,70	(Troblako)
12,97	4,98	14,72	4,22	8,84	54,27	(Weizenkleie)
12,41	5,64	43,52	0,54	7,88	30,01	(Sojaschrot)
14,88	6,73	33,73	1,28	7,74	35,64	(Rapsschrot)
14,25	2,74	7,87	3,41	14,84	56,89	(Hafer)

Die Futterzuteilung erfolgte je 100 kg L. G. und betrug:

		g verd. Eiweiß	Stärkeeinheiten
Haferstroh	1,0 kg	8,9	181,5
Troblako	1,0 kg	58,0	508,6
Zuckerschnitzel	1,0 kg	20,2	694,9
Hafer	0,5 kg	31,9	315,8
Weizenkleie	0,5 kg	57,4	292,8
Sojaschrot	0,2 kg	80,9	141,1
Rapsschrot	0,2 kg	59,9	120,9
		317,2	2255,6

II. Die Gewichtsentwicklung

Zu Beginn der Zufütterung wiesen die Gruppen ein ungefähr gleiches Durchschnittsgewicht auf, wobei die leichteren und schwereren Tiere gleichmäßig auf die Gruppen verteilt wurden. Die Einstellgewichte betrugen in der

K-Gr. ⌀	45,5 kg	bei einer Streuung von 36,0 bis 51,0 kg
M-Gr. ⌀	46,2 kg	bei einer Streuung von 34,0 bis 51,2 kg
D_2-Gr. ⌀	46,44 kg	bei einer Streuung von 36,6 bis 56,0 kg

Anfang- und Endgewicht zeigt die folgende Zusammenstellung:

K-Gr.	45,5 kg	57,15 kg
M-Gr.	46,2 kg	60,86 kg
D_2-Gr.	46,44 kg	63,00 kg

Die Abbildung zeigt nun die Gewichtsentwicklung während der ganzen Versuchszeit.

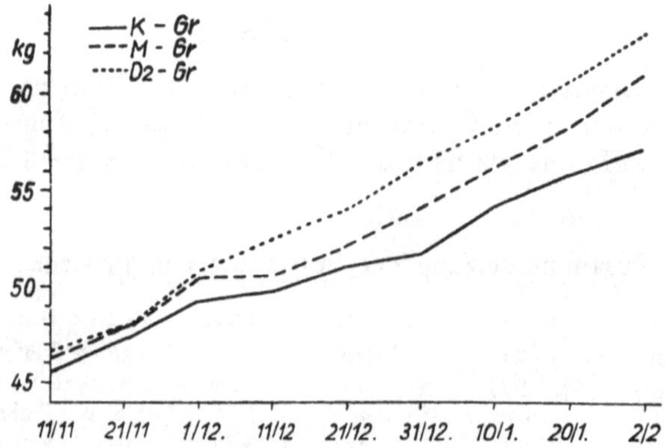

Bei Ausschaltung der geringen Unterschiede des Einstellgewichtes, ergibt sich für die K-Gr. eine Zunahme von 25,6%, für die M-Gr. von 31,64% und für die D_2-Gr. von 35,66%. Die Gesamtzunahme eines Durchschnittstieres betrug in der

K-Gr. M = 11,65 kg ± 3,69 = 100 %
M-Gr. M = 14,615 kg ± 1,53 = 125,5 %
D_2-Gr. M = 16,56 kg ± 1,54 = 142,2 %

Die durchschnittlichen täglichen Zunahmen zeigten folgende Unterschiede:

K-Gr.	146 g
M-Gr.	185 g
D_2-Gr.	207 g

Auch der Variabilitätskoeffizient als relativer Vergleichsmaßstab bestätigt, daß die D_2-Gr. die geringste Streuung aufweist:

K-Gr.	7,38	63,35
M-Gr.	5,74	25,61
D_2-Gr.	3,44	20,77

Nach der Varianzanalyse wurde geprüft, ob die Differenzen in der Zunahme im Bereich des Zufalls liegen oder echte Unterschiede darstellen. Die f-Probe $\left(\text{f-Zahl} = \frac{\sigma_1^2}{\sigma_2^2}\right)$ ergab, daß keine signifikanten Unterschiede vorhanden sind, denn f-Tabelle für eine Grenzwahrscheinlichkeit von 5 % beträgt 3,88 und f-Emp. 2,3. Daß trotz einer um 42 % besseren Zunahme der D_2-Gr. keine statistische Sicherheit für die Guppenunterschiede gefunden werden konnte, ist auf die geringe Tierzahl zurückzuführen. Aber vorliegendes Ergebnis zeigt zumindest eine Tendenz auf.

III. Futterverbrauch

Den Futterverbrauch eines Durchschnittstieres zeigt die folgende Futtergleichung:

	K-Gr.	M-Gr.	D_2-Gr.
Zahl der Tiere	4	6	5
Durchschnittl. Anfangsgew.	45,50	46,250	46,44 kg
Durchschnittl. Endgew.	57,12	60,866	63,00 kg
Durchschnittl. Zunahme	11,65	14,616	16,56 kg
Masttage:			
Haferstroh	40,90	42,25	43,58 kg
Troblako	40,90	42,25	43,58 kg
Zuckerschnitzel	40,90	42,25	43,58 kg
Hafer	20,45	21,125	21,79 kg
Weizenkleie	20,45	21,125	21,79 kg
Sojaschrot	8,18	8,45	8,716 kg
Rapsschrot	8,18	8,45	8,716 kg

Der höhere Verbrauch der M- und D_2-Gruppe ist durch das höhere L. G. bedingt, da ja nach dem veränderten Gewicht die Futterzuteilung erfolgte.

Der Futterverbrauch für 1 kg Zunahme betrug:

	g verd. Eiweiß	Stärkeeinheiten
K-Gr.	1113,4	7919
M-Gr.	917,2	6520
D_2-Gr.	836,6	5936

Sowohl in der Gewichtsentwicklung als auch beim Verbrauch für ein kg Zunahme ergab sich eine deutliche Besserstellung der Mykostin- und der D_2-Tiere.

IV. Schlachtergebnis

Durch die nachfolgende Ausschlachtung sollte geprüft werden, ob und welche Veränderungen durch die Zufütterung auch im Schlachtkörper eingetreten waren. Das Ergebnis zeigt die nachfolgende Zusammenstellung:

	Schlachthofgew. kg	Nüchternheitsverlust kg	Nüchternheitsverlust %	Schlachtgewicht kg kalt	Schlachtgewicht kg warm	Kühlverlust kg	Kühlverlust %	Schlachtverlust kg	Schlachtertrag %
K.Gr.	54,90	2,55	4,44	31,12	30,65	0,47	1,53	24,25	55,83
M.-Gr.	58,23	2,75	4,51	31,40	30,90	0,50	1,59	27,33	53,07
D_2-Gr.	60,40	2,52	4,00	33,28	32,76	0,52	1,56	27,64	54,24

Der proz. Nüchternheits- und auch der proz. Kühlverlust sind in den Vergleichsgruppen fast gleich hoch. Beim Schlachtertrag sind jedoch größere Differenzen vorhanden. Die f-Probe ergibt aber keine Signifikanz der Schlachtertragsstreuung, da f-Tab. 3,88 und f-Emp. nur 2,55 beträgt.

Von allen Tieren wurde nun die rechte Körperhälfte vollkommen zerlegt, das Fleisch von den Knochen gelöst und ebenso wie der Nierentalg getrennt gewogen. Es wurden folgende Ergebnisse ermittelt:

	Fleisch kg	Fleisch %	Knochen kg	Knochen %	Talg kg	Talg %
K-Gr.	11,672	78,04	2,155	14,41	1,13	7,55
M-Gr.	11,925	78,95	2,454	16,25	0,725	4,80
D_2-Gr.	12,549	78,83	2,311	14,52	1,058	6,65

Die Prozentzahlen für den Fleischanteil zeigen übereinstimmende Werte, während für den Knochen- und Talganteil unterschiedliche Zahlen gefunden wurden. Die M-Gr. hatte ein um 12,77% höheres Knochengewicht gegenüber der K-Gr. Bei der Berechnung (Varianzanalyse) wurde für diese Differenz aber nur p = 23% gefunden und damit keinerlei Wahrscheinlichkeit eines stat. gesicherten Unterschiedes.

Von allen Tieren wurde dann eine durchschnittliche Fleischprobe gezogen und der Gehalt an Trockensubstanz, Rohprotein und Fett festgestellt. Der Durchschnitt der Probe ergab für die

		K-Gr.	M-Gr.	D_2-Gr.
Trockensubstanz	%	48,45	47,21	50,95
Rohprotein	%	14,02	14,30	13,36
Rohfett	%	33,60	32,01	36,70

Wie schon beim Anteil des Nierentalgs festgestellt, hatten die Tiere der M-Gr. etwas weniger Fett angesetzt. Die Durchschnittsprobe bestätigte den geringeren Fettanteil, wies dafür aber einen etwas höheren Eiweißanteil auf. Während aber beim Talganteil die K-Gr. die höchsten Werte aufwies, ist bei der Durchschnittsprobe der Fettanteil der D_2-Probe am höchsten. Damit erwies sich, daß in dieser Gruppe nicht nur die Gewichtsentwicklung besser, der Futterverbrauch je Einheit Zunahme niedriger, sondern auch die physiologische Futterverwertung besser war, als in den anderen Gruppen, da bekanntlich zur Erzeugung von Fett ein mehrfaches an Kalorien notwendig ist wie zur Erzeugung von Fleisch.

V. Röhrbeinstärke

Bei den Feststellungen des Röhrbeinumfanges ergaben sich interessante Unterschiede, die zwar stat. nicht zu sichern waren, aber doch wertvoll genug erscheinen, um mitgeteilt zu werden. Die Messungen erfolgten am linken Röhrbein des lebenden Tieres, am Schlachtkörper ohne Fell und an dem auch von den Sehnen und der Knochenhaut befreiten Röhrbein. Die durchschnittlichen Stärken zeigt nachfolgende Zusammenstellung:

	Röhrbein leb. Tier mm	ohne Fell mm	ohne Sehnen mm
K-Gr.	82,2	69,5	52,0
M-Gr.	93,2	72,3	53,5
D_2-Gr.	91,6	71,6	53,0

Die Tiere der K-Gr. wiesen eine bedeutend geringeren Röhrenbeinumfang auf, als die der beiden anderen Gruppen. Der Unterschied ist fast ausschließlich durch die Differenz mit und ohne Fell bedingt, die in der K-Gr. ⌀ 12,7 mm, in der M-Gr. ⌀ 20,9 mm und in der D_2-Gr. ⌀ 20 mm beträgt. Das bei diesen Messungen gefundene dickere Fell wurde auch durch die Feststellung des Fellgewichtes bestätigt. Dem um 11 mm (13,39%) stärkeren Röhrbein der M-Gr. entspricht auch ein um 23,68% schwereres Fell.

Ergebnisse:

1. Die tägliche Zunahme der mit Mykostin gefütterten Tiere war mit durchschnittlich 185 g um 27% und die der D_2-Tiere mit 207 g um 42% besser als die der Kontrollgruppe mit 146 g. Die Differenzen zwischen den Versuchsgruppen konnten aber bei der geringen Tierzahl stat. nicht gesichert werden.
2. Der absolute Futterverbrauch stieg von der K-Gr. über die M-Gr. zur D_2-Gr. Durchschnittstiere an. Der Verbrauch an Nährstoffen für ein kg Zunahme war jedoch in der gleichen Reihenfolge fallend. Er war in der K-Gr. 33% höher als in der D_2-Gr. und 21% höher als in der M-Gr.
3. Der höhere Schlachtertrag der K-Gr. konnte stat. nicht gesichert werden. Es wurde auch ein nachteiliger Einfluß der Zugaben nicht festgestellt. Die M-Gr. hatte den höchsten Fleischanteil und niedrigsten Talganteil. Die Durchschnittsprobe des Fleisches besaß in der M-Gr. den höchsten Gehalt an Rohprotein und in der D_2-Gr. den an Rohfett.

4. Die Wirtschaftlichkeit der Beifütterung ist ausreichend, da 1 kg Mykostin 4,80 DM kosten und in der Versuchszeit je Tier 400 g verbraucht wurden. Diese Menge dürfte sich analog den Ergebnissen in der Schweinemast wohl noch etwas herabsetzen lassen. Die 3 ml Vitamin D_2 in öliger Lösung kosten etwa 0,60 DM.

Zusammenfassung:

In einem vorhergehenden Versuch war eine leichte rachitogene Wirkung des gereichten Futtergemisches festgestellt worden. Die Behandlung einer Anzahl von Merinofleischschafhammeln, welche in einem neuen Versuch das verdächtige Futter weiter vorgelegt erhielten, mit zwei verschiedenen Vitamin D_2-Präparaten (Injektion von öliger Lösung von D_2 und von „Mykostin für Tiere") brachten nicht nur das Verschwinden der Krankheitsveränderungen, sondern auch eine bessere Entwicklung der Tiere. Die letztere trat bei den Hammeln noch deutlicher in Erscheinung, als dies bei den in der früheren Mitteilung untersuchten Schweinen der Fall war. Es wird sich aber empfehlen, die Versuche an einem größeren Tiermaterial nachzuprüfen. Des weiteren erscheint es im Interesse der Schafhalter gelegen, bei der Zusammenstellung des Futters nicht nur nach verd. Eiweiß und Stärkeeinheiten zu rechnen sondern auch die Mineralstoff- und Vitaminversorgung der Tiere nicht außer Acht zu lassen.

Schrifttum:

NESENI und GASTMEIER, Arch. f. Tierernährung, Beiheft 5. 1954. Scheunert — Festschrift.
WINKELMANN, Die Vitamine, 2. Aufl. Bern 1951, Apolloniaverlag.

Eingegangen am 9. Juni 1954

FSC
www.fsc.org
MIX
Papier | Fördert gute Waldnutzung
FSC® C083411

Zeitfracht Medien GmbH
Ferdinand-Jühlke-Straße 7
99095 Erfurt, Deutschland
produktsicherheit@kolibri360.de